谢锡亮

灸去医案

谢锡亮 著

人民卫生出版社

图书在版编目(CIP)数据

谢锡亮灸法医案/谢锡亮著. —北京：人民卫生出版社，2014
ISBN 978-7-117-18848-7

Ⅰ.①谢… Ⅱ.①谢… Ⅲ.①针灸疗法-医案-汇编-中国-
现代 Ⅳ.①R245

中国版本图书馆 CIP 数据核字(2014)第 073914 号

人卫社官网	www. pmph. com	出版物查询，在线购书
人卫医学网	www. ipmph. com	医学考试辅导，医学数
		据 库 服 务，医学教育
		资源，大众健康资讯

谢锡亮灸法医案

著　　者：谢锡亮
出版发行：人民卫生出版社（中继线 010-59780011）
地　　址：北京市朝阳区潘家园南里 19 号
邮　　编：100021
E - mail：pmph @ pmph. com
购书热线：010-59787592　010-59787584　010-65264830
印　　刷：北京铭成印刷有限公司
经　　销：新华书店
开　　本：850×1168　1/32　印张：7　插页：4
字　　数：141 千字
版　　次：2014 年 5 月第 1 版　2024 年 5 月第 1 版第 18 次印刷
标准书号：ISBN 978-7-117-18848-7/R · 18849
定　　价：28.00 元

打击盗版举报电话：010-59787491　E-mail：WQ @ pmph. com
（凡属印装质量问题请与本社市场营销中心联系退换）

谢锡亮简介

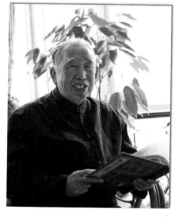

耄耋之年的谢锡亮
仍在学习和研究灸法

谢锡亮,1925年生,河南原阳县人,主任医师,山西省名老中医,曾任山西省针灸学会副理事长。早年师从我国著名针灸学家和中医教育家、现代针灸学科的奠基人承淡安先生,得其真传。在工作中继承和发扬了承淡安的学术思想,在临床和教学上均有诸多建树,是中国针灸澄江学派的代表人物之一。曾被聘为中国针灸专家讲师团教授,台湾自然疗法总会顾问,香港针灸学会学术顾问,山西中医学院客座教授。在山西省襄汾县人民医院工作30多年并创建襄汾县中医院。2009年被山西省针灸学会授予"针灸泰斗"称号。

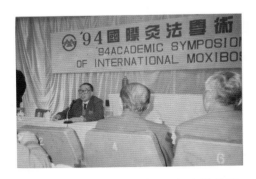

1994年,谢锡亮教授在国际灸法学术研讨会(石家庄召开)上发言

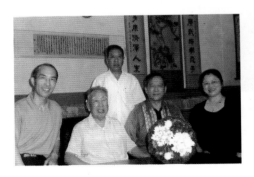

2010年8月,美国普林斯顿中国针灸中心董事长蔡达木(左一)、院长谢小芬(右一)和福建泉州中医院张永树教授(右二)等拜访谢锡亮教授并交流学术

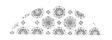

灸法医话

谢锡亮

一

中医自古以来的传统观念，认为医乃仁术，医生必修医德，精湛医术，医天下病人之疾苦是为天职，勿贪婪财物而败德。

二

灸法有几千年的历史，历代医学家留下很多著作和大量验案。经现代国内外医学科学实验研究证实，灸法能够活跃脏腑功能，旺盛新陈代谢。施灸对血压、呼吸、脉搏、心率、神经、血管、血液、内分泌、免疫功能等均有调节作用，科学性很强，内涵深邃，有理论，有依据，很适合人们防治疾病之用。

三

灸法并不古老，不落后，不是土法，更不是野蛮行为。灸法安全稳妥，不借药物之力，简单易学易用，经济节约，花钱很少，由医生点穴教会方法，带回家去自己灸，或由别人给灸，更加方便。只要掌握技巧，正确使用，没有多大痛苦。对人体和环境没有危害，更不会影响美容，值得推广。

四

灸法有神奇疗效，非实践而莫知。"纸上得来终觉浅,绝知此事要躬行。"灸字从久,从火,要长时间施灸,日久见功。灸法能治急性、慢性以及难治性疾病,一定要耐心坚持下去,才会有满意的效果。

五

常灸足三里,能激发和调整自身之潜能,提高免疫功能,能使人身心舒畅,精力充沛,用于养生保健,可以延年益寿,是最科学的养生之道。

六

灸法能结合中西医药协同医疗。不论外科手术、放疗、化疗、放支架、透析等介入疗法,都不可能是万事大吉,还有症状和不适,还需要服药和调养,在这种情况下,同时可以使用灸法。

七

使用灸法也要注意运用心理、饮食、起居、动静锻炼等卫生保健知识呵护自己。

八

要敢于使用灸法治病。宋代闻人耆年著《备急灸法》上说:"要之富贵骄奢之人,动辄惧痛,闻说火艾,嗔怒叱去,是盖自暴自弃之甚者,苟不避人神,能忍一顷之灸,便有再生之理。自当坚壮此心,向前取活,以全肤体,不致枉夭,岂不诚然大丈夫欤?"这是鼓励人们要有勇气,敢于使用灸法治病。灸法的疗效,没有经过实践认识是不会知道的。

九

几十年来,用直接灸法治疗乙型病毒性肝炎几百例,均取得满意效果,选用有记录、资料较全、有反馈的 90 余例编入本书,证实灸法对此病确有疗效。

一〇

风湿免疫性疾病在很多大医院往往多用激素

类药物治疗,而且长期大量使用,其效果多为一时减轻症状,其后果并不乐观。据临床实践经验,用灸法不但安全,而且可能出现惊奇的疗效,持久而不易复发,即便长期失于养护偶有变化,再灸也会很快生效。

一一

在风湿免疫性疾病范围内,有许多病症适合用中国传统医学的灸法。如强直性脊柱炎、干燥综合征等,用"小艾炷直接灸法",效果非常明显。直接灸法不仅疗效好,而且较持久,无毒副作用,简便廉验,教给病人在家自灸,不误时间。这种方法可以在国内外推广,为全人类造福,减少或消除疾病折磨的痛苦,这是很值得研究的问题。

一二

写此书的目的是为了使更多的人了解灸法对免疫性疾病有奇异疗效,尤其想给各大医院的风湿免疫科提供信息,避免以往只知道跟从外国人的习惯,也让他们知道中国传统医学中有简便易用的瑰宝。

一三

几十年来学习、研究、传授灸法,临床应用,与中外学者交流经验,十分注意收集报纸刊物上的有关信息。我认为灸法发展到现在,还是一片广阔的荒原,还有许多未知数,有待人们去开发和进行科学研究。我们对很多疾病的防治还有太多的路没有走过。灸法对一些疑难病症的作用值得认真探索,尤其是免疫性疾病,有待用灸法试治,探索其疗效。对病毒性疾病、免疫缺陷疾病、自身免疫性疾病、免疫力低下等如艾滋病、甲型流感、"超级细菌"等,用灸法可能有普遍效果,对皮肤病也有治疗价值。提出这个题目，供大家探讨，争取早日为这类患者解除痛苦。这就是我的本意。我不厌其烦地宣传和推广灸法，就是想在我的有生之年，把研究和运用灸法的心得和经验贡献出来，为灸法薪传尽一点绵薄之力。

一四

遗憾的是，直接灸法——小艾炷直接灸法，现在很多地方和灸疗医生还应用不多，因此影响了灸法的推广，十分可惜。灸法并不是神秘高深的技术，一经学习和实践，便豁然开朗。现在开展用灸法治病并不困难，可以根据正规医院诊断的病名，适合用灸法的可以试治，记录观察其效果，积累经验。如果比用其他方法疗效好，不论中西医门诊、病房，都可以开展。只要掌握方法和技巧，谨慎使用，是十分安全的，可以边学边用（如想更深入地了解灸法，详见拙作《针灸基本功》及《谢锡亮灸法》）。这种简便廉验的医术对病人非常有益。对一般病症，不会直接灸，可用温和灸、隔物灸，不伤皮肤，坚持下去，就有效果。

一五

为何写这本小册子？目的就是把我们积累的一些医案汇报给同道和有识之士，作为深入研究灸法的线索或参考，重视和推广直接灸法。据了解，正规大医院多设有风湿免疫科，其中许多病症是灸法的适应证，可用灸法治疗，但现在对这类病多用激素、内分泌制剂等方法治疗，效果不太理想，也有一定的副作用。为什么不用灸法？由于中西医的病名不同、理论不同、治疗手段不同，对免疫学研究的新进展相互沟通不够，信息不通，互相了解不多，在学术上各有己见，尤其对灸法的认识不深入，或者有人误认为是土法、不科学。可是不论中医西医，都常常使用"提高免疫功能"这个术语，而提高免疫功能正是灸法的特别功能。用灸法可以增强和调节免疫系统的功能激发免疫系统的潜能。如果能充分沟通，消除门户之见，取长补短，各适其宜，把灸法运用到临床，为病人解除痛苦，不是更好吗？我已垂垂老矣，不忍见这类病人备受疾病折磨之苦而把这一点经验带走，得不到应用，实在可惜！

一六

有人认为，盛夏酷暑之时用灸法，艾火在人身上施灸、熏烤，会令人反感。岂知，就在这时，有的病人形寒怕冷，身着秋衣，面戴口罩，四肢冰凉，端坐呼吸，在痛苦中煎熬。如哮喘病人，医者专在三伏天施灸——冬病夏治，用直接灸法效果很好，人多信之。

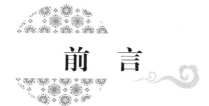

前　言

　　清末民初思想家、著名学者章太炎曰:"中医之成绩,医案最著,欲求前人之经验心得,医案最有线索可寻,循此钻研,事半功倍。"

　　我在基层从事中医针灸工作60多年,针、灸、药都用,针法、灸法并重。深深感到针灸有奇特疗效,尤其灸法更有独特作用,不但可治疗常见病,而且对一些难治性疾病、免疫性疾病有特殊的疗效。经过长期临床实践,我们认为直接灸法有激发和调节人体免疫系统的功能,对风湿免疫范畴的一些疾病有很好的疗效,积累了一点经验,不揣冒昧,编成《谢锡亮灸法医案》,奉献给社会,为患者解除痛苦,使大家对灸法的作用有更深入的了解,希望有识之士对这门学术深入研究,使其为人类健康作出贡献。这便是我的本意。

　　乙型病毒性肝炎(和丙肝)是临床疑难病,现代治疗手段也有其局限性,患者深受其苦。我在基层行医几十年,曾目睹有许多患者因病致贫甚至丧失了生活信心,也有许多患者在我的指导下应用灸法治疗保健,收到了比较明显的效果。

　　风湿免疫学是近百年来在国际上新兴的学科,

我国开展较迟,但发展很快。现在许多有条件的医院多设有风湿免疫科,集中人才,设置机构,诊断治疗,科学研究,与国际协作攻关。有的开放几十张甚至近百张床位。有几家医院风湿免疫科年住院量 2000 多人次,门诊量五六万人次。说明风湿免疫性疾病发病率较高,都是用现代高科技诊断手段确定病名,但在治疗方法上,据病人反映,多用糖皮质激素或免疫抑制剂环磷酰胺等,效果不太理想,而且长期大量使用,有一些副作用,其效果仅一时减轻症状,而后果并不乐观。我国传统灸法对这类疾病不仅疗效好,而且作用持久,简便廉验,安全,无任何毒副作用,还可教给病人在家自灸,省钱、省力、省时间。希望风湿免疫科的专家、学者们能够把现代科技手段同我国传统医学结合起来,中西医充分沟通,共同努力,促进免疫学研究的进展,为病者解除痛苦,为人类造福。风湿免疫性疾病都是在风湿免疫科经科学诊断定出的病名,我们根据病名、患者的体征、症状和所累及的脏腑,来设计治疗方案。

本书所选医案有些是由各地的学生提供的,凡初遇这些病都是由本人策划治法并指导实施的。

本书承灸法爱好、受益、学习者,66 岁的退休干部盖耀平先生协助编写,校对书稿,由学生向宏昌、武丽娜、谢延杰、谢寅生、和宏领、杨占荣、和玉玲等临床实践,提供信息,我的学生解放军总医院针灸科主任关玲副主任医师也为本书整理作出了贡献,在此一并致谢。

如有不当之处,欢迎同道不吝赐教,是以为盼。

谢锡亮

2013 年 6 月

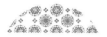

目 录

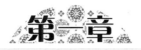

第一章 灸法概述

第一节 灸法发展概况

灸法是在人们懂得利用火以后逐渐发展起来的。当时，人们日常生活与火发生了密切的关系，往往在不舒服的时候，或是身上感到寒冷，自然会偎火取暖，偶然被火灼伤，同时也解除了某种疾病的痛苦，从而知道了此法可以治病。这些点滴经验，经过了若干年后，慢慢相传下来，逐渐改进，不断总结，终于成为一种治病的技术。

灸法最早见于文字记载的是《左传》。成公十年（公元前581年），晋景公病，延秦国太医医缓来诊，医缓说："疾不可为也，在肓之上，膏之下，攻之不可，达之不及，药不治焉。"这里所说的"攻"即灸法，"达"即针刺。春秋时期的孟轲（公元前372—公元前289年）在《孟子·离娄·桀纣章》中说："今之欲王者，犹七年之病，求三年之艾也。"这句话虽然是比喻其他事物的，但也可看出那时候已经知道七年的久病，必求三年的陈艾了。比他稍晚一点的《庄子·盗跖篇》中也提到了灸法。

1974年，我国文物工作者在湖南长沙马王堆发掘了三号汉墓，在出土的帛书中，记载经脉灸法的就有3篇，可能是《黄帝内经》前期的珍贵文献。

在医学专著中，最早见于《素问·异法方宜

论》:"北方者,天地所闭藏之域也,其地高陵居,风寒冰冽,其民乐野处而乳食,脏寒生满病,其治宜灸焫,故灸焫者,亦从北方来。"这说明灸法是由北方发明的。

此后历朝各代,随着针灸疗法的发展,出现许多涉及灸法的医学著作。晋代皇甫谧著有《针灸甲乙经》,将针灸并列,同等看待。唐代的孙思邈(约581—682)著有《备急千金要方》,对灸法阐述尤详,而且大力提倡针灸并用。王焘著的《外台秘要》中专门阐述灸法,而不用针法,可见当时对灸法的重视了。宋代王执中著的《针灸资生经》中,关于灸法叙述颇详。明代高武著的《针灸聚英》、杨继洲著的《针灸大成》、李时珍著的《本草纲目》和清代李学川著的《针灸逢源》、吴谦等著的《医宗金鉴》,廖润鸿编写的《针灸集成》等无不注重灸法。

随着灸法的发展,历代也出现了不少专门论述灸法的医学著作。远在公元3世纪就有曹翕(曹操之子)编的《曹氏灸方》。4世纪名医葛洪的妻子鲍姑就擅长灸法。唐代有"灸师"这个专业技术职称,还有崔知悌的《骨蒸病灸方》。宋代闻人耆年撰的《备急灸法》,其中就包括22种急性病症的灸法。庄绰著有《膏肓俞穴灸法》。西方子编有《明堂灸经》。还有《外科灸法论粹新书》。元代窦桂芳著有《黄帝明堂灸经》。明代叶广祚撰《采艾编》。清代吴亦鼎著有《神灸经纶》,雷丰校补《灸法秘传》等。

历代以方药著称的医学家们也有许多提倡灸法、使用灸法的。如汉代张机,晋代陈延之,宋代窦材,金元时代李东垣、罗天益,明代汪机、张景岳、龚居中、徐春甫,清代薛立斋、叶天士、陈修园等。特别是有些著作如宋代沈括的《梦溪笔谈》也写到灸法,在一些养生学著作中也有论述灸法的。至于民间,则不分南北,全国各地到处都有人使用。由此可见,灸法在我国各阶层中是被广泛利用的一种治病和保健方法了。

灸法传到日本后,受到朝野普遍重视,代代相传不绝,他们也有许多关于灸法的专门著作。《灸法口诀指南》(1685,著者不明),曲直濑道三著的《秘灸》一卷(年代不明),香川后庵著的《灸点图解》(1756),后藤银山著的《艾灸通说》(1762),和气惟享著的《名家灸选》(1805)。明治维新后期,20世纪以来,针灸的运用日益推广,灸法专著陆续出版问世,如原志免太郎著的《灸法医学研究》(1930)、《万病奏效灸疗法》,代田文志著的《简易灸法》、《灸法杂话》、《肺结核灸疗法》,间中喜雄著的《灸与针的效用》、《灸穴治疗法》,此外还有《灸法经验漫谈》、《斗病和灸法》、《灸点新疗法》等。研究论文更如雨后春笋,足以说明灸法应用之广、流传之盛了。

人们用灸法防治疾病已有数千年的历史,它是中医学宝库中的重要组成部分。我国古代医籍《黄帝内经》上说:"针所不为,灸之所宜。"说明灸法有独到之处。唐代医学家孙思邈说:"针而不灸,灸而不针,皆非良医也。"他把针灸并列,同等看待。认为能针善灸才是好医生。明代李梴在《医学入门》中说:"凡药之不及,针之不到,必须灸之。"可见灸法一向被人们所重视,在我国流传很广,历代都有许多专门著作。

灸法自从唐代传入日本以后,不但著作浩如烟海,而且政府还颁布法令、条例,促进针灸医学的发展,至今还把灸法立为专科,有"灸师"这个技术职称。日本现有针灸专科学校40多所,还办有针灸大学,全国约有五万多名针灸医师。我国除各中医院校设有针灸课或针灸系以外,还受世界卫生组织委托成立国际针灸进修学院,北京、南京、上海设有三个分院专门招收国外学员,有许多专家来我国学习针灸。法国也有中医学院学习针灸课程,美国发行《针刺法杂志》已经多年了。针灸发展到现代已成为世界医学内容,目前有一百五六十个国家提倡针灸,他们称颂我国是"针灸的故乡"。

根据国内外医学资料报道,近代对于灸法的治病原理做过许多科学研究工作。实践证明,灸法能够活跃脏腑功能,促进新陈代谢,对心血管、呼吸、消化、神经、内分泌、生殖等系统的功能和血液循环有明显的调整作用。灸法不仅可以治病,也是一种保健方法。健康人长期施灸,可以使体质增强,精力充沛,身心舒畅,产生免疫和防御能力,达到祛病延年的目的。

2010 年 11 月 16 日,"中医针灸"申遗成功。这对进一步促进"中医针灸"这一宝贵遗产的传承、保护和发展,提高国际社会对中华民族优秀传统文化的关注和认识,都具有深远的意义。

第二节　灸法简介

灸法是一种操作简便、安全效验、经济节约的群众性医疗技术。我国晋代医家陈延之著有《小品方》一书,大力倡导灸法。他认为"夫针须师乃行,其灸凡人便施",可见灸法谁都可以操作。但近些年来,我国医学界偏重于针法,使用灸法的似乎有些减少。正如人们感慨地说:"但见针刺病,不闻艾绒香",这是十分可惜的。

灸法,古称灸焫,是一种用火烧灼的治病方法。汉代许慎著的《说文解字》上说:"灸,灼也,从火音'久',灸乃治病之法,以艾燃火,按而灼也。"焫,烧的意思。艾火烧灼谓之灸焫,扼要地说明了什么是灸法。它是我国劳动人民的发明创造之一,属于祖国针灸学的范畴。

　　灸法是用艾火的热力,烧灼穴位,通过经络来调节脏腑功能,维护阴阳平衡。这种疗效是人身天赋之潜能自主、自动、自然的双向调整,任何精密仪器都不能替代,而且只向有异常方面调节,使低下的能调高,超常的能降低,不影响正常功能,没有任何副作用。所以,灸法是治疗疾病和养生保健的最安全和最好的方法。

　　灸法是利用菊科植物——艾叶作原料,制成艾绒,在一定的穴位上用各种不同的方法燃烧,直接或间接地施以适当的温热刺激,通过经络的传导作用而达到治病和养生保健目的的一种方法。清代吴亦鼎在《神灸经纶》上说:"夫灸取于火,以火性热而至速,体柔而用刚,能消阴翳,走而不守,善入脏腑。取艾之辛香作炷,能通十二经,入三阴,理气血,以治百病,效如反掌。"概括地说明了灸法治病的特性和效果。

　　灸法不仅能治病,而且能防病。《备急千金要方》上说:"宦游吴蜀,体上常须两三处灸之,勿令疮暂差,则瘴疠瘟疟之气不能著人。"这就是说到南方吴、蜀之地,在身上常常施灸,可以预防疫气传染疾病。近代日本医家曾在工厂、学校、军队等单位全体施以灸灼,作为一项保健措施。实验结果证实灸法确有增强体质和预防疾病的作用。

　　针与灸都是在经络穴位上施行的,有共同之

处，两者往往结合使用，但是必须指出，灸法独具专长，不能以针代灸。明代龚居中在《痰火点雪》一书中说："灸法去病之功，难以枚举，凡虚实寒热，轻重远近，无往不宜。"可见灸法有广泛的应用范围，是值得大力推广的一种防治疾病的方法。

关于灸的原料和艾制品，随着灸法的发展，全国有多处艾制品厂，如河南南阳、安徽亳州、河北安国、江苏苏州等地，生产多种产品，市场到处有售，使用非常方便。

第三节 灸法的治疗作用

一、中医理论

《素问·调经论》说："气血者，喜温而恶寒，寒则泣而不流，温则消而去之。"艾叶药性是生温熟热，艾火的热力能深透肌层，温行经气，故艾灸可温通经络，调和气血。

《灵枢·官能》曰："上气不足，推而扬之；下气不足，积而从之。"温灸有引导气血、升提中气的作用。

《本草从新》指出："艾叶苦辛……纯阳之性，能回垂绝之阳。"可见灸法具回阳固脱之功效。

气为血之帅，血随气行，气得温则疾，气行则血行。温灸为温热刺激，可使气机温调，营卫和畅，起到行气活血、消瘀散结的作用。

《扁鹊心书》云："夫人之真元，乃一身之主宰，真气壮则人强，真气虚则人病，真气脱则人死，保命之法，艾灼第一。"温灸可以补火助阳，振奋精神，调整脾胃，增强体质，故有防病保健的作用。

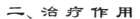

二、治 疗 作 用

（一）中医对灸法治疗作用的认识

1. 回阳固脱，复脉救急　治疗虚脱、脉微欲绝的各种危急证候。

2. 疏风散寒，调和营卫　治疗风寒侵袭之外感、营卫气血失调诸症。

3. 活血散血，温通经脉　治疗跌打血瘀、经络阻滞及风寒湿痹各种关节病症。

4. 升提中气，固胎止漏　治疗中气下陷的脱肛、子宫脱垂、冲任虚损胎动不安、崩漏带下等。

5. 温经散寒，祛风止痛　治疗各种因风寒而致的各种痛症。

6. 固摄冲任，回转胎位　治疗各种冲任不固而致的横生倒产、胎位不正等妇产科病症。

7. 培补脾胃，增益二本　治疗脾胃虚弱、运化无力、肾虚阴亏、遗精早泄、阳痿、腰膝无力等症。

8. 强壮元阳，祛病延年　无病自灸，可增强抗病能力，使精力充沛，长寿不衰。

（二）现代医学对灸法治疗作用的认识

1. 抗炎作用　艾灸的抗炎作用，主要体现在改善局部血液循环，影响渗出过程，增强机体免疫功能等方面。艾灸可以加快炎症灶局部血液循环，减少炎性渗出，使白细胞功能活跃，增强单核巨噬细胞功能，从而促进炎症恢复。

2. 降压作用　灸法对高血压患者具有降压作用。其作用机制主要是通过调节肾素-血管紧张素-醛固酮系统而起到降压作用。

3. 降脂作用　艾灸可以降低高血脂患者的血脂水平。有研究表明艾灸神阙穴主要通过调整

7

HDL-C 中两种作用不同的亚组分（HDL2-C、HDL3-C)的比例实现。它促使转运胆固醇作用的 HDL2-C 升高，HDL3-C 水平降低，从而降低血脂水平。

4. 抗休克作用　灸法可增强心肌收缩力，改善血管舒缩异常状态，增加重要器官的血流量，改善微循环，纠正低心输出量和血流动力学紊乱状态，升高血压，加强机体对氧的利用，提高免疫能力，从而使休克逆转。

5. 转胎作用　大量实验表明，艾灸至阴穴可以兴奋垂体-肾上腺皮质系统，使肾上腺皮质激素分泌增加，通过雌性激素-前列腺素的环节，提高子宫的紧张性及加强其活动，促进胎动，从而使胎位不正获得矫正。

6. 促进组织修复　灸法可以使局部发生一系列化学变化，使组胺、激肽、5-羟色胺和前列腺素等的代谢发生变化，使环磷酸腺苷、环磷酸鸟苷相互作用，引起全身性反应，共同促进损伤组织修复。

7. 调整作用　灸法的调整作用为良性双向性调整，其作用的最终结果总是向正常化发展。如在休克时温灸有升压作用，而对高血压患者施灸则可降压；既能治疗尿失禁，又能治疗尿潴留等。温灸的调整作用还具有整体性和综合性。如艾灸治疗炎症时，不仅能改善局部炎症的情况，而且同时调整机体的血液循环、内分泌、免疫等各系统功能共同发挥作用。灸法能增强和激活人体免疫系统的功能。免疫系统功能低下的可以提高；超强（过度）的可以抑制；紊乱的可以调整。而且是自动调节，有双向调整作用。

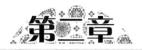

第一章
施灸方法

灸法治病广泛,不论男女老幼,各科都有适应证。即使无明显症状,也可以养生保健。举凡身体虚弱,风、寒、湿之慢性病,无不适应;对急性病也可选择应用;尤其对难治性疾病及人体免疫功能低下、失调、缺陷,中西药难以取效的疾病最为适宜。如乙型病毒性肝炎、慢性肾炎(尿毒症)、慢性气管炎、哮喘、肺结核、肺门淋巴结核、慢性结肠炎、桥本甲状腺炎(慢性甲状腺炎)、系统性红斑狼疮、系统性硬皮病、经常感冒、类风湿关节炎、强直性脊柱炎、非典型肺炎、禽流感等。

近些年又提倡对恶性肿瘤使用灸法,不论早期或中晚期,或用中药治疗或用外科手术,放疗、化疗前后间歇期,都可以加入灸法;或在手术后不进行放疗、化疗和过度治疗,只用灸法,提高免疫系统功能。对病人无害,对其他各种疗法也无妨碍,至少可以作为辅助疗法,尤其对手术后恢复期,减轻放疗、化疗的毒副作用,均有良好的效果。特别是得了大病、难治性疾病、无力治好的贫穷患者更为适宜。

第一节　施灸的方法

灸的方法很多,这里只介绍几种简便易行、效果较好、自己可以操作不需要别人帮助的方法。

一、直接灸法

即将艾炷直接放在穴位上燃烧,温度达 70℃ 左右。此法又分两种,一为有痕灸,一为无痕灸。

1. 有痕灸(重直接灸、化脓灸) 古代多用此 法,艾炷大于枣核,下广三分,一两次灸成,令发灸 疮,致皮焦肉烂,痛苦不堪,人多畏惧,不愿接受。 现代仍有沿用此法者,如有些地方防治哮喘、慢性 气管炎,专门在三伏天,炎热季节,灸背部俞穴,大 炷烧灼,致令成疮,称为打脓灸。

灸疮化脓,多属无菌性,无须顾虑,这和一般疮 疖或创伤性炎症不同,未见发生过什么问题。只要 溃疡面不弥漫扩大,就可以连续施灸。如果化脓过 多,溃疡不断发展,脓色由淡白稀薄,变为黄绿色的 脓液,或疼痛流血,而且有臭味,即为继发性感染, 可用外科方法处理,很快就会痊愈。一般说灸疮化 脓,是属于良性刺激,能改善体质,增强抗病能力, 从而起到防病治病的作用。千万不要一见化脓就 顾虑重重,影响施灸。通常灸疮不加治疗,20~30 天就自然痊愈。但化脓灸面积扩大时要用敷料保 护,以防继发感染和摩擦。

《医心方》引《小品方》云:"灸得脓坏,风寒乃 出;不坏,则病不除也。"《太平圣惠方》说:"灸炷虽 然数足,得疮发脓坏,所患即瘥;如不得疮发脓坏, 其疾不愈。"可见灸疮化脓是提高疗效的好事,并不 可怕。

化脓灸之适应证:哮喘、慢性胃肠病、体质虚 弱、发育不良、高血压、动脉硬化、慢性气管炎、肺结 核、阳痿、遗精、早泄、缩阳症、妇科病,其他慢性病、 顽固病均可使用,也可以试灸于癌症。但不要在面部或活动多的部位用化脓灸法。

现在提倡小艾炷灸法。操作技巧：首先安置体位，审定穴道，用75％乙醇棉球消毒，用笔打个记号，取纯净之艾绒，做成麦粒大小圆锥形之艾炷，直立放置于穴位上，用线香从顶尖轻轻点燃，使之均匀向下燃烧。初灸时，前几壮燃至大半，知热即用手指压灭或快速捏起；继续施灸，知痛时迅速按灭。经灸数次，有了耐热性，一热即过。长期灸下去，还有感传现象，感觉很舒服。灸后不要马上行动，最好休息片刻，闭目养神，这时可体会到灸后的舒适，甚至有一种飘飘然的感觉。

用这种灸法，初灸之后，局部变黑、变硬、结痂。以后就在痂上施灸。如有分泌物继续施灸。如果痂皮脱落，用艾绒烧灰敷上再灸。

临床上灸关元穴治缩阳症、遗精、早泄，一次可灸二三百壮。用小艾炷灸至三百壮时，约有5cm×5cm皮肤起红晕，3cm×3cm组织变硬，2cm×2cm即中心部被烧黑。初灸时尚觉灼痛，以后一热即过，没有痛苦，反觉舒服。

小艾炷灸（麦粒灸）的特点：①烧灼轻，痛苦小，一般人都能接受，特别是小儿妇女。②费时短，一次8～10分钟，不影响工作。③创伤轻微不化脓，不用做善后处理。④冒烟很少，不污染环境，还芳香空气。⑤不留大瘢痕，不影响美容，不灸面部及外露部位。⑥治病多，对难治性疾病，可以学会长期自灸。⑦适用治未病，养生保健，延缓衰老，健康美容。⑧花费少，经济节约，适合广大群众。适宜难治性疾病、慢性病和常年吃药受折磨的人。

关于直接灸法，宋代闻人耆年在《备急灸法》上说："要之富贵骄奢之人，动辄惧痛，闻说火艾，嗔怒叱去，是盖自暴自弃之甚者，苟不避人神，能忍一顷之灸，便有再生之理。自当坚壮此心，向前取活，以全肤体，不致枉夭，岂不诚大丈夫欤。"这是鼓励人们要有勇气，敢于使用灸法治病。笔者多年来一直使用此法，直接灸足三里，亲身体会到，日久之后不仅没有任何痛苦，反而有温热舒适、直达深部放射远方的感觉，好象刺入一根热针，有感传作用。灸足三里后多年来不曾感冒，自觉身心舒适，精力充沛，热爱工作。

因为艾炷小，热源不大，越烧力量越小，用眼看着它燃烧成灰，心里要有看谁战胜谁的思想，自然无所畏惧，便不觉灸火可怕了。没有经过实践的人是体会不到的，正如陆游诗里所说："纸上得来终觉浅，绝知此事要躬行。"您亲自试试就知道了。

2. 无痕灸（轻直接灸、非化脓灸） 取小艾炷，如上述方法在穴位上燃烧，知痛即去掉或按灭。每穴一般灸三五壮，局部发红为止，最多起小水疱，一般不至于化脓，不需处理。如果施灸过重起大水疱，可以用消毒针穿破放水，如需连续施灸，可在原处再灸，用这种方法比较方便，必须常灸，每次多灸几穴，才能收效。现代日本医者多用此法，应用很广。凡是灸法之适应证，均可用此法施灸。根据我们临床实践的体会，化脓灸和非化脓灸，只是程度上的不同，酌情使用，亦无需严格区别。

关于直接灸法烧伤程度及现象：

第一度烧伤：（充血期）40～45℃之热力，灸后发红发热，一瞬即过，此为轻度。

第二度烧伤：（水疱期）约50℃之热力，灸后发热发痛，经久不消或起水疱，此为中度。

第三度烧伤：（焦化黑色期）真皮烧伤，60～

12

70℃之热力,灸后烧黑,结痂或化脓,此为重度。

一般化脓灸,即等于第三度烧伤。

关于灸疮愈合后的组织变化:停灸后三四周,灸疮即脱痂,出现赤褐色创面,逐渐缩小变成白癜。表皮、真皮、皮下结缔组织、乳头、毛囊、汗腺、皮脂腺均消失,形成永久性平滑的皮肤表面,即灸疮之瘢痕。这种瘢痕灸法对组织破坏较重,但因其面积很小,对人体是无害的。

3. 施灸的分量及疗程 每燃烧一个艾炷为一壮,每次少则只灸三五壮,多则可灸数十壮、数百壮,还可灸随年(龄)壮;如果是急性病、偶发病,有时只灸一两次就结束了;如果是慢性病,可灸一个月、两个月、三个月、半年至一年以上;用于健身灸,则每周可灸两次,终生使用,效果更好。

一般前三天每日灸一次,以后隔日或隔两三日灸一次;急性病一日也可灸两三次;慢性病三、五、七日灸一次亦可,要根据具体情况全面考虑,各适其宜,恰到好处,这也和用药的分量一样,以无太过不及之弊为原则。

一般来说,直接灸之艾炷以麦粒大小为适宜,普通成年人每穴灸五、七、九壮,小儿灸三五壮,每次灸三、五至五、七个点为标准(单穴一个点,双穴两个点),临床上可适当伸缩其艾炷之大小及壮数。如用于外科灸急性阑尾炎或疔痈初发时,可在手三里、阑尾穴等,每次灸百壮左右,一日可灸两三次,可使炎症消散,促使其化脓,收到意外效果,这是指特殊情况而言。

二、艾 卷 灸 法

此法自明清以来就很盛行。艾卷有加中药的,

有不加中药的,其名称有太乙针、雷火针、药艾卷、念盈药条、纯艾条等。艾卷灸法手技分两大类:

1. 实按温热灸法　多用于太乙针和雷火针,用艾条也可以,其法是用棉布或纸张折叠数层如手掌大,放在穴位上,再用两支艾卷点着(不会起火苗),每次用一支,实按穴位上稍停即起,起来再按,可以变换穴位使大面积受热,几次之后艾卷将灭,另换一支,交替按压,垫物将烧焦黄,但不能使烧着起火,反复数次之后,穴位上即出现大面积的温热和红晕现象,热力深入久久不消。此法优点是灸得快、省时间、面积大。

2. 悬起温和灸法　此为常用法,一般有药无药之艾卷均能使用,比较方便易行。

操作技巧:将一两支艾卷点着,术者左手食、中二指放于被灸的穴道两旁,其任务是通过术者的感觉探察热度高低,可以测知患者受热程度,万一落火便于随时扑灭,患者发痒、发热、觉痛时予以揉、搓、按摩。右手持艾卷垂直悬起,照射穴道之上,离皮肤 3～4cm,直接照射,使病人觉得温热舒服,直至微有热痛感觉。如果觉得大热时,即可缓慢做上、下、左、右或回旋之移动,使温热连续刺激,每次可灸三至五穴(点),每穴(点)10 分钟左右,以 30～60 分钟为度,过多则易疲劳,少则达不到温热程度。

施灸中要注意,艾卷积灰过多时,需离开人体吹去后再灸。病人体位要舒适,方能够耐久。并防止冷风直接吹拂。施灸后患者觉温热舒畅,直达深部,经久不消,停灸多时,尚有余温,才算到家。一般病每日灸一次,急病可灸二三次,连续 15～30 次为一疗程。灸后要慎起居,节房事。发生口渴可多

14

饮水,此即所谓灸后调养之法。

灸后要注意把火焖灭,以防复燃,最好把艾卷着火之一端,插入口径合适之小铁筒或小瓶内,自然就会熄灭,留下焦头,便于下次点燃。此法可以教给病人自己灸,或带回家里灸,这样可以节省人力和时间。此法容易操作,但一般人多不耐心,怕费时间,或认为温热一消,平平淡淡,无甚作用,因此就忽略了。或即便随意灸,也是比划几下,没有真正达到灸的目的,这是对温热灸效力不够了解。所以,医生和病人都应该对这一方法有正确的认识,耐心细致地长期灸下去,多灸常灸,才能达到治病的目的。

艾卷灸之适应证:凡是应该施灸的疾病,大都可以用此方法,不受更多的条件限制。

三、隔 物 灸 法

隔物灸法也叫间接灸法,即利用其他药物将艾炷和穴道隔开施灸。这样可以避免灸伤皮肤而致化脓。同时还可以借间隔物之药力,和艾炷的特性发挥协同作用,取得更大的效果。常用的有以下几种:

1. **隔姜灸法** 隔姜灸即用姜片作间隔物施灸。生姜辛温无毒,升发宣散,调和营卫,祛寒发表,通经活络,治风邪寒湿。取新鲜姜和艾炷结合起来施灸,既能避免直接灸遗留瘢痕的缺点,又能和生姜发挥协同作用,有相得益彰之效。

操作技巧:首先要选择大块新鲜生姜,切成比五分硬币略厚的大片(约一分多厚,太厚不易传热,太薄易烧伤),厚薄要均匀。用针点刺许多孔,以便热力传导。艾炷不宜太大,如蚕豆或黄豆大即可。

15

否则艾炷过大,先燃上部,下边不热,之后接近姜片热力剧增,超过 45℃ 就会发疱。隔姜灸发疱是技术错误。艾炷勿过紧或过松,过紧则燃烧时间长,热度过高;过松则燃烧太快,易脱散掉火星。每点燃一个,尚未燃烧完就在旁边接续一个,使之引燃不必再点火,这样,面积不断扩大,就产生连续不断的温热刺激,热一大片。

每次可放 2～3 个姜片,灸 2～3 个穴道,灸妥后再换新穴,多则忙不过来。如果灰烬和残艾积累过多,则予以清理,重新上艾炷施灸。在施灸过程中,应不时拿起姜片看看皮肤颜色,移动姜片,因为有些病人局部神经麻痹,知觉迟钝,最易施灸过度,发生水疱。一般每片姜烧过两三壮觉热以后,即应勤动勤看,以局部大片红晕汗湿、病人觉热为度。

施灸后宜暂避风吹,或以毛巾覆之轻揉,促使汗孔闭合。如灸"面神经麻痹",则应在灸后 1 小时内少说话,不喝水,不吃食物,安静休息,以利恢复。

隔姜灸的适应证:治呕吐、泻痢、腹痛、肾虚遗精、风寒湿痹、面瘫、麻木酸痛、肢体痿软无力等。尤其对面神经瘫痪更为适宜,疗效优于针法。但宜讲究技巧,每日或间日施灸一次,将瘫痪部位之主要穴道,灸红灸热才能收到良好效果。

2. 隔蒜灸法　隔蒜灸即用蒜作间隔物施灸。大蒜辛温喜散,有消肿化结、拔毒止痛之功。施灸时取独头紫皮大蒜,切一分厚数片,或用蒜数瓣,略捣碎,呈泥状,铺于局部(厚度同前),将艾炷放上施灸。最好放在疮头上,即炎症区之顶点。如果漫肿无头,可贴湿纸,先干者为疮头,此即施灸之中心。艾炷如黄豆大,松紧适度,火力由大而小。灸的程度:不知痛灸到知痛为止,知痛灸到不知痛为度。

每日灸 1～2 次。初发者可消散,化脓者亦可大大加快化脓速度,缩小范围,不但能减轻炎症期、化脓期的痛苦,还能促使早日愈合。

隔蒜灸适应证:治阴疽流注,疮色发白、不红不痛、不化脓者,不拘日期,宜多灸之。对疮疔疖毒、乳痈、一切急性炎症,未溃者均可灸之。亦治虫、蛇咬伤和蜂蝎蜇伤,在局部灸之,可以解毒止痛。治瘰疬、疮毒、痛疽、无名肿毒等外科病症有奇效。临床上也有治肺痨者。蒜有刺激性,灸后应用敷料遮盖,防止发疱,摩擦溃烂。

3. 隔附子饼灸法　隔附子饼灸即用附子饼作间隔物施灸。附子辛温有毒,走而不守,消坚破结,善逐风寒湿气,以灸溃疡、气血虚弱、久不收敛者为佳。用附子研成细粉,加白及粉或面粉少许(用其黏性),再用水调和捏成薄饼,一二分厚,待稍干,用针刺许多孔,放在局部灸之。或治外科术后,疮疡溃后久不收口,肉芽增生。流水无脓及臁疮等,频频施灸能祛腐生肌,促使愈合。一饼灸干,再换一饼,以内部觉热为度。可以每日或隔日灸之。

4. 隔盐灸法　将纸浸湿,铺脐孔中,用碎盐填平,上放艾炷灸之。觉痛即换艾炷,不拘壮数,遇急病可多灸。对霍乱吐泻致肢冷脉伏者,有回阳救逆之效,连续施灸,以至温脉起为度;对寒证腹痛、痢疾、中风脱证、四肢厥冷以及虚脱休克急救亦有良效,宜多灸。

四、温灸器具

温灸疗法的器具不断创新。早在古代,我国就用陶制品灸盏等作灸疗工具。20 世纪初期(1900),日本医生发明了铜质罐形温灸器,有甲乙两种。

1930年，浙江宁波四明人张俊仪，成立了东方温灸学社，编写讲义，招收函授学员，引进和仿制日本温灸工具，因时局关系，没有发展起来就休止了。

此后，国内不断有人研究，进行改造，直到现在，市场上灸疗用具多种多样，有灸盒、灸架、灸筒、灸罐、滚筒等，有木制、竹制的，内都有铁丝网防护。这些灸具的特点是安全，耐用，冒烟少，保温时间长，简单易用，适于自灸，可根据自己需要选择，相比直接灸时一对一，节省了时间和人力。凡灸法适应证，都可自由使用，避免了直接灸的灼痛、结痂、留瘢痕。但是在治疗难治性疾病方面，不如直接灸效果好，直接灸热力直达深部，激发调节免疫功能，可产生积累而持久的效果。

五、施灸时的感传

灸法和针法一样，当刺激穴位时，会循着经络发生感传现象，即平常所说的"得气"，日本人谓之"针之响"。根据临床实践，感传越敏感效果越好。《灵枢·九针十二原》说："刺之要，气至而有效，效之信，若风之吹云，明乎若见苍天"。这说明气至是非常重要的。金元时针灸家窦汉卿在《标幽赋》中说："……轻滑慢而未来，沉涩紧而已至。既至也，量寒热而留疾。气未至也，如闲处幽堂之深邃。气速至而速效，气迟至而不治。"这是指医者持针刺入穴道，运用手法以后使之得气的感觉，来判断疗效之迟速。

使用灸法时，医者的手下并没有像针法那样的感觉，而病人却有感传出现。必须是一定时间或一定次数以后，才会有各种各样的感传现象，但不是每个人都有这种感传现象。如循经感传、逆经感传、向深部感传、向病灶感传。感传的速度或快或慢,感传的宽度或宽或窄,或者是某一片发热等,因人因病而异,有许多现象难尽描述。一般说敏感的人感传现象发生得快,发生率高;一般人发生感传较慢,发生率低。这也和针法相似,敏感的人效果快,不敏感的人效果较慢。有些人虽然不太敏感,只要长期施灸,同样有效。因此,不要一味追求感传,只要长灸、灸热就会产生效果。

有的穴位特别喜欢温热叫嗜热点。灸几次以后,这个热点就不太敏感了,这是有效的表现;有的穴位不敏感,灸几次以后就敏感了,这也是向愈的表现。

总之,灸从火从久,以热足气到为要,要耐心施灸,灸后热力经久不散,会有很舒适的感觉。常常遇到一些病人,灸到一定程度以后主动要求加大灸量,提高温度,才感到满意,但必须控制灸疮面,不要过于扩大,徐徐为之,日久见功。

第二节　直接灸法的要诀与技巧

近代针灸学家承淡安主张:"取穴中肯,精简疏针,灸穴勿多,热足气匀。"也就是说,取穴必须准确,用针要精简,灸穴勿太多,热力应充足,火气宜均匀,切勿乱刺暴灸使人难耐,这是很有道理的。

1. 医生的责任和态度　使用灸法和用针一样,医生首先要有坚定的自信心,耐心细致地宣传灸法的好处,做好病人的思想工作。说服病人相信灸法,鼓励病人树立乐观主义精神,要有信心和毅力,坚持下去,长期和疾病作斗争。医生的态度要严肃认真,专心致志,手眼并用,切勿掉以轻心,草率从事,防止灸不好,徒伤皮肉,而于病人无益。《灵枢·官针》上说:"语徐而安静,手巧而心审谛者,可使行针艾。"由此可见,对针灸医生的要求是很严格的,首先要举止稳当,安详而持重,其次是手巧而心细。这样的医生才能使用针法和灸法。

2. 施灸的部位　直接灸法长期施灸会落下瘢痕,为了不妨碍美容,应尽量避免在颜面部及明显外露部位施灸,最常用的是背部、腹部及四肢。因为这些部位肌肉丰满肥厚,又不常外露,即便有个小瘢痕也无妨碍。脏腑病多用俞穴、募穴,都在腹背,正好两全其美。

3. 取穴要准确,方法要轻巧　取穴要先讲姿势,或坐位,或卧位,必须放松自然,充分暴露穴位,要有依靠,稳妥舒适,能够持久,然后点穴施灸。下次灸仍照原姿势灸,保持穴位不变,不能一次一换位。

穴位是按骨度法取的,固定不变。敏感点也叫阿是穴,或热敏点,或嗜热点,会随病情改变而转移或消失。用直接灸法则取固定穴位不变,以免多处灸成瘢痕。

取穴精简,以治病主穴为主,配穴少用。如胃病取胃俞、中脘为主穴,配足三里,这就 5 个点了。一般以 3～5 或 5～7 个点为宜。每穴灸 5～7 或 7～9 个艾炷,每次总数 30～60 个而已,操作熟练,10 分钟左右。

直接灸不能用粗艾绒、新艾绒,因其含挥发油多,不易点燃,不易灭,烧的时间长,痛苦较大。用极细之陈艾绒,颜色土黄,绵软,无杂质,无油性,易燃易灭,知痛时已灭,不甚痛苦,人们乐于接受。

初用直接灸法,一定要用小艾炷,不要用大艾炷,宁可多灸几壮,这也和用药一样,"宁可再剂,不可重剂"。古人多用大艾炷,一两次灸成,要求化脓成灸疮。虽然疗效好,但现代人多难以接受。所以用小艾炷轻灸、多灸、长灸同样有效。人体产生免疫力,调整内分泌,改善体质,不是一朝一夕、一蹴而就的事,是慢慢形成的,不必要求速效。艾炷要做成宝塔尖,下平上尖,不松不紧,太松易散,太紧燃烧时间长,灼痛重,必须讲究。

直接灸法古称化脓灸,现在改进之后多不化脓,长期灸叫做重直接灸,临时灸几次叫轻直接灸。用这种方法可以减少灼痛,所以要讲究技巧。安排好体位、点准穴位之后,用 75% 乙醇棉球消毒皮肤,把艾炷放在穴位上,用细线香点燃尖端使之均匀向下燃烧。初灸阶段燃至一半知热即捏起或压灭,术者要用自己的拇、食二指迅速大胆操作,眼明手快不会痛,这样患者才能立即止痛;再燃至大半知大热时,捏起或压灭;重复灸燃烧将尽时捏起或压灭,次数一多就无甚痛苦了。耐心灸下去,待结痂之后就不怕痛了。时间久了,有的会出现感传,还会感觉舒服,就像一种温热享受一般。非实践而莫知。

如果痂下有分泌物,照常施灸。万一感染化脓,用外科换药方法很快就会痊愈,接着再灸,不要间断,免得再打基础。内衣如干净一般不会化脓,有的连灸数月至一两年也平安无事。至于轻直接灸更不必顾虑,有时仅起一个小水疱,很快就吸收了。

4. 注意事项

(1)注意空气冷暖和安全:施灸时不免有烟熏

和艾味。艾本来具有芳香气味,有的人很爱闻,有的人则嫌有气味,因此在避免风吹病人的条件下,可以开窗调换空气,保持清新。施灸时要脱衣服,应特别注意室内的温度和内外隔障。尤其在冬季严寒、夏令酷暑之际,更应注意使病人舒适。灸法最易落火,烧灼皮肤和衣服,应小心处理,当心失火。应用物品必须具备,如坐灸之椅、卧灸之床,各种灸料、点火之香等一应用具,务必事先备妥。

(2)注意灸料质量:艾绒之粗细好坏,与施灸关系极大,务必考究。特别是直接灸,必须用极细之艾绒,最好买成品,久贮之,密藏之。因艾绒最易受潮,用时晒干,以便点燃。艾卷要粗大、结实、均匀、保持干燥。

(3)必须做到姿势端正,体位舒适,穴道准确:《千金方》上说:"凡点灸法,皆须平直,四肢勿使倾侧。灸时恐穴不正,无益于事,徒破皮肉耳。若坐点则坐灸之,卧点则卧灸之……"可见对体位非常重视。这是很有道理的,应该严格端正姿势,然后施灸。灸膝以下也以正坐为宜。尤其要注意体位自然,肌肉放松,勿取勉强体位。因为直接灸往往需经多次反复施灸,第一次要打好基础,否则穴位不准,再行更换,则又要从头灸起,又要再受些痛苦。在施灸中发现穴位不准,要随时修正。

(4)灸时的消毒:在皮肤上施灸,一般对消毒要求不太严格。不过直接灸时,应用75%乙醇棉球消毒,擦拭干净,面积要大些,防止灸后皮肤破溃,继发感染。至于灸的原料不需消毒,只要将艾绒晒干即可。

(5)灸疮的处理:用直接灸法,往往发生起疱、结痂、红肿等灸疮现象。为了防止摩擦,保护痂皮,预防感染,必要时可以用消毒敷料或淡膏药覆盖,再灸时揭开,灸后再盖上;如发生继发感染,可用消炎膏或生肌玉红膏涂贴。一般溃烂面不大,可以听其自然,任其结痂即可。

(6)注意选取穴位和禁灸的部位:虽然身体上任何部位均可施灸,而无危险之说,但不经考虑,不定穴位,随便施行艾炷灸,是不妥当的。必须先选定穴位而后施行。对于颜面部及后头部,不应使用直接灸,以免残留灸痕。万一非灸不可时,则应用极小的灸炷,或艾卷温灸法。再者皮下静脉亦应尽量避开为宜。

(7)晕灸的防治:晕灸者虽然罕见,但发生晕灸时和晕针一样,也会出现突然头晕、眼花、恶心、颜面苍白、脉细手冷、血压降低、心慌出汗甚至晕倒等症状。多因初次施灸,空腹疲劳、恐惧、体弱、姿势不当、灸炷过大、刺激过重的关系。一经发现,要立即停灸,让病人平卧,急灸足三里 3～5 壮,可以解决,一般无甚危险。但应注意施灸的禁忌,做好预防工作,在施灸中要不断留心观察,争取早发现早处理,防止晕灸为好。

(8)施灸与保养:要注意乐观愉快,心情开朗,静心调养,戒色欲,勿过劳,清淡素食,以助疗效。附灸后调养口诀,应当牢记:

灸后风寒须谨避,七情莫过慎起居,

切忌生冷醇厚味,唯食素淡最适宜。

(9)要耐心长期施灸:勿急于求成。使用灸法要有耐心,灸从久,必须长期坚持下去,艾炷宜小些,宁可多灸几次,以免苦楚不堪,使人畏惧,而不愿接受灸法。必须知道耐心长期灸下去才能收效。

近代针灸学家承淡安主张:"取穴中肯,精简疏针,灸穴勿多,热足气匀。"也就是说,取穴必须准确,用针要精简,灸穴勿太多,热力应充足,火气宜均匀,切勿乱刺暴灸使人难耐,这是很有道理的。

(10)施灸的时间:上午、下午均可,一般阴晴天也不须避忌,失眠症可在临睡前施灸。出血性疾病,随时灸之。止血后还应继续施灸一段时间,以免复发。或依病情,什么时候发病就及时施灸。

(11)施灸的程序:《备急千金要方》记载:"凡灸当先阳后阴……先上后下。"这是说施灸的程序。如果上下前后都有配穴,应先灸阳经,后灸阴经;先灸上部,再灸下部,也就是先背部,后胸腹,先头身,后四肢,依次进行。取其从阳引阴而无亢盛之弊,所以不可颠倒乱灸。如果不讲次序,后灸头面,往往有面热、咽干、口燥的后遗症或不舒之感觉。即便无此反应,也应当从上往下灸,循序不乱,免得病人反复改变姿势,也省事省时间。

(12)不良反应:一般无任何反应。但由于体质和症状不同,开始施灸可能引起发热、疲倦、口干、全身不适等反应,一般不需顾虑,继续施灸即能消失。必要时可以拉长间隔时间,如发生口渴、便秘、尿黄等症状,可服中药加味增液汤。

处方:生地 15g 麦冬 15g 玄参 15g 苁蓉 15g 水煎服

(13)关于灸后洗澡问题:凡非化脓灸,可以正常洗澡,如有灸疮,擦澡时则应小心疮面,不要过久浸泡,当心不要洗掉灸痂。可用薄膜保护,一般来说,洗澡是没有关系的。

(14)施灸配穴的原则:凡灸上部以后,必须在下部配穴灸之,以引热力下行。凡是全身性和内脏疾患,或做健身灸,都是双侧取穴。局部病或一个肢体的病,只取一侧的穴位。当然,属于任、督二经的穴位自然是取单穴了。凡起初施灸必须注意掌握刺激量,一般原则是:其壮数先少后多,其艾炷先小后大,逐渐增加,不可突然大剂量施灸。

（15）关于施灸是否安全的问题:可以答复是安全的! 我们在医学杂志上经常可以看到针刺发生医疗事故的报道,但从未见到使用灸法发生事故的消息。只是在八百年前的宋代,沈括《梦溪笔谈》中记载:"宋,绍熙癸丑年（公元1193年）四月鄂州通判背痛暴起……即命捣蒜艾,铺四旁,迨火尽,肿定。而医者军中武士,习技粗猛,所灸处太阔,火疮遂大作,不可收敛,不三日竟亡。"这是滥用灸法的野蛮行为,致伤人命的惨痛教训。实际上这不能算灸疮,而可能是把病人活活烧死了,不应归咎于灸法。一般一个灸疮应和种一颗牛痘一样,不宜过大。因此要经常把疮控制在像黄豆（白豆）大的程度,注意施灸的艾炷、次数,自己掌握,勿使过量,绝无危险。

（本节内容是2007年在南京参加灸法学术会议的经验交流材料,曾在《上海针灸》杂志（2010年8月第29卷第8期）以"灸法的要诀和技巧"为题发表,因有大量读者来电来信反复询问,所以专门列出,方便参考）

第三章
乙型病毒性肝炎医案

第一节 乙型病毒性肝炎概述

乙型病毒性肝炎,是乙型肝炎病毒(HBV)引起的具有慢性长期携带状态的传染病。本病在我国广泛流行,人群感染率很高,是危害人民健康比较严重的传染病。

由于诊断技术不断提高,已证实我国甲、乙、丙、丁、戊、己、庚(HAV,HBV,HCV,HDV,HEV,HFV,HGV)7种肝炎均存在,在防治方面均可采用灸法。这里着重叙述乙型病毒性肝炎的灸治方法。

乙型肝炎的传播途径主要有注射器、针头、输液器、抽血针、针灸针、手术用具、输血和血制品传染,此外精液、唾液、性接触和胎盘、分娩、哺乳、喂养等方式也能传播。本病可见于任何年龄,但以10～30岁的青少年为发病高峰。老年和孕妇患重型乙型肝炎多,病死率高,婴幼儿时期开始携带表面抗原者,其持续时间长达10年以上,后果严重。

乙型肝炎是全身性感染性疾病,各系统均可产生并发症,一部分病人可能会发展为肝硬化,也是引起原发性肝癌的主要原因。有人认为原发性肝细胞肝癌约80%是由乙型肝炎引起的。因为在肝癌患者中,表面抗原阳性率特别高,而我国又是肝癌的高发地区,约占世界总数的40%,重症型乙型肝炎的病死率可高达70%以上。由此可见患乙型肝炎后果的严重性,已引起人们的高度重视,但目前中西药对此病尚无可靠的特效疗法。

灸法能够调节机体免疫功能,已为现代科学研究所证实是治疗免疫力低下疾病的良好方法。此法简便易行,经济节约,易于推广。长期施灸,确能达到固本健身、扶正祛病之目的。可惜这一古老的方法鲜为人知,即便是专业针灸医师也只重针法而轻灸法。尤其是直接灸法使用者更少。为此,本书特意宣传提倡,大声疾呼,希望引起医生和病人的重视,大力开展简便廉验的灸法,使广大患者早日恢复健康。

一、乙肝临床表现

本病潜伏期一般为 60～90 日,极限为 45～160 日,起病缓慢。临床表现复杂,不同病型在不同时期会出现各种不同的症状,但也会互见,故不易严格区别,一般可分为:

1. **急性乙型肝炎**　多起病缓慢,常无发热,可见皮疹、关节痛等。其他表现与急性甲型肝炎相似,病程长短不一,有迁延半年以上者,有少数则可转变为慢性肝炎。

2. **慢性乙型肝炎**

(1)慢性迁延性肝炎:一般表现轻微,多无黄疸,可反复出现疲乏、头晕及消化道症状。肝区不适,肝大,压痛,也可见脾大,少数有低热,肝功能检查仅有轻度改变或异常,病程可长达数年。

(2)慢性活动性肝炎:在慢性肝炎中,只有很少数可转变为慢性活动性肝炎,会出现肝病面容、厌食、恶心、呕吐、腹胀、腹泻、乏力、萎靡、头晕、失眠、肝脾大、蜘蛛痣、肝掌、肝功能异常等症状和体征。

3. **重型乙型肝炎**　本型较少见,仅占全部病例的 0.2%～0.4%,甲型肝炎和其他型肝炎均可引起。急性型亦称暴发型,多因发病后不注意休息,治疗不适当,操劳过度,营养不良,嗜酒,服损害肝脏的药物过多,妊娠或并发感染等而致。起病约1周后出现黄疸肝脏缩小,有出血倾向,腹胀,腹水增多,有肝臭和肝肾综合征或出现肝性脑病。亚急性型急性黄疸型肝炎起病 10 日以上才出现上述严重症状,病程较长,可延长数月,容易发展为坏死性肝硬化。慢性型的多有活动性肝炎表现或肝硬化病史,体征及肝功能损害明显。

4. 淤胆型乙型肝炎　病程可达 2～4 个月或以上,肝内有阻塞性黄疸,皮肤瘙痒,粪便颜色改变,肝大等。

5. 小儿乙型肝炎　由于小儿免疫反应较低,感染 HBV 以后表现症状不明显而仅为表面抗原阳性携带者,即便有症状也表现较轻,多见消化不良,食欲缺乏等。

6. 老年乙型肝炎　60 岁以上的老年人,乙型肝炎发病率较低,可是因为免疫功能低下,一旦感染,黄疸发生率高,持续时间长,并发症较多,有后果较为严重的危险。

7. 妊娠期乙型肝炎　消化道症状较明显,产后容易大出血,重症型病死率高,对胎儿有影响。尤其是表面抗原阳性者,婴儿被传染的机会多。

二、实验室检查

1. 肝功能检查　不论甲型肝炎或乙型肝炎及其他各型肝炎都需要做肝功能检查。血清酶的检测有谷丙转氨酶(SGPT);蛋白功能的检测有脑磷脂胆固醇絮状试验(CCFT)、麝香草酚浊度试验

（TTT）和硫酸锌浊度试验（ZnTT）。活动性肝炎及肝硬化时血清白蛋白往往明显下降，而球蛋白反而升高，形成 A/G 倒置。

乙型肝炎临床症状比较明显的病人，肝功能也会出现异常改变；慢性乙型肝炎临床症状轻微仅为表面抗原携带者，往往肝功能表现正常或轻微异常，这样不等于没有乙型肝炎，还需要做放射免疫检查试验，相互对照才能做出正确诊断。

注意：SGPT 升高是肝损害的表现，并非特异性指标。因此，只凭 SGPT 单项增高，不能确诊为肝炎。

2. 乙型肝炎血清检测〔放射免疫法（RIA）和酶联免疫吸附法（ELISA）〕　这是检查乙型肝炎的主要方法。

（1）表面抗原（HBsAg）：是感染 HBV（乙型肝炎病毒）首先出现的标志物，至今仍然是常用的 HBV 间接指标，但不同的检测方法，其灵敏度阳性率差别很大，第二代检测方法比第一代敏感，第三代比第二代敏感 100 倍，判断结果时，必须结合其他项目全面考虑。

测定表面抗原有助于乙型肝炎和甲型肝炎的早期鉴别诊断和预后估计。一般当机体感染 HBV，3 周以后会在血液中出现表面抗原阳性，在急性患者中，可持续 5 周至 5～6 个月，长期阳性者可能发展为慢性肝炎，在慢性患者和无症状病毒携带者中可持续数年、十几年，甚至终生。发病年龄多集中于儿童及青少年，表面抗原携带者男多于女，其原因不明。

表面抗原阳性可见于许多疾病，除乙肝外，如肾脏、消化道、结缔组织和内分泌疾病等。因此，单凭 HBsAg 阳性不能确诊为乙肝，必须结合核心抗原（HBcAg）和 e 抗原（HBeAg）等其他乙肝病毒标志物,才能作出比较准确的诊断。

表面抗原阴性者也不能完全排除乙肝,同样也要结合其他乙肝病毒标志物来分析判断。

表面抗原滴度高低与肝炎病情轻重成反比。在急性肝炎、暴发型肝炎及慢性活动性肝炎(CAH)中滴度最低,在慢性迁延性肝炎(CPH)及无症状病毒携带者中滴度最高。一般来讲,免疫反应低,肝细胞损伤轻,表面抗原呈高滴度;反之,则呈现低滴度。因此,表面抗原的滴度可以时高时低,时阴时阳。总之,表面抗原是一项重要标志物,但又不能单凭它来确诊。

(2)表面抗体(抗-HBs):一般在表面抗原消失(转阴)后数周,血液中才会出现抗-HBs 阳性,提示肝炎恢复。这是一种保护性抗体,大多在恢复期后期才会出现,表示病情好转。抗-HBs 阳性可能保持数年之久。血清中表面抗原持续阳性时间越久,产生抗-HBs 的机会越少。虽然产生表面抗体阳性,但不能防止再度感染。如果表面抗原、表面抗体、核心抗体同时为阳性,则提示为暴发性肝炎或慢性肝炎,预后不佳。

(3)乙肝 e 抗原(HBeAg):具有特异性,它与病毒复制成正比,也和肝脏的损害成正比。HBeAg 出现阳性,说明乙肝病毒正在繁殖,是病毒活动性复制和传染性强的重要指标之一。一般仅见于表面抗原阳性血清中,但也偶见于表面抗原阴性的血清中,它比表面抗原出现稍晚,而消失则较早。

临床上认为 HBeAg 阳性为传染性的可靠指标。表面抗原滴度越高,HBeAg 检出率越高,提示表面抗原持续高滴度者传染性强。e 抗原阳性不仅见于急性和慢性肝炎,也可见于无症状表面抗原携带者。

（4）乙肝 e 抗体（抗-HBe）：抗体也具有特异性。抗-HBe 紧接着 e 抗原的消失（转阴）而出现于血液中，它的阳性出现常预示病毒感染进入后期，是复制减少、传染性降低的标志。如果出现较早，可能不至于发生慢性肝炎。但并不意味着慢性乙肝的永久性痊愈。

（5）乙肝核心抗原（HBcAg）：是乙肝病毒的核心成分，主要存在于受感染的肝细胞核内，乙肝病毒存在的直接指标。可能由于肝细胞溶解而直接释放入血，故检测 HBcAg 是反映肝内乙肝病毒活动复制的简易方法之一。除做肝活组织检查外，可提供肝内乙肝病毒合成的有关信息。如果游离的核心抗原不出现于血液中，检测方法就比较复杂，故一般不作为常规检测。但在慢性活动性肝炎中，血液核心抗原很常见，它是乙肝病毒复制的标记，表示病在进展中。

血液核心抗原与乙肝 e 抗原有明显的相关性，可作为乙肝病毒传染性的标志，而且两者相对比，前者较后者更为可靠。

（6）核心抗体（抗-HBc）：多出现在急性期血清中，通常在表面抗原出现 3～5 周和肝炎症状出现前，即可检出抗-HBc。如果表面抗原、e 抗原和核心抗体均为阳性，表示病毒在活动时期，提示最近曾有或现有病毒感染，无保护性，不能防止再度感染，也不是疾病恢复的标志，只能表明复制程度。一般认为核心抗体滴度高，表示病毒正在活动复制；滴度低是过去受感染的标志。我国以核心抗体的滴度＞1：126（ELISA）为高滴度；＜1：126（ELISA）为低滴度。

抗-HBc IgM 和 IgG 对乙肝的诊断和鉴别诊断

有重要意义。目前的检测方法为检测抗-HBc 的总抗体。如果 HBsAg 阳性，HBeAg 阳性，抗-HBc IgM 为阳性，则是现症感染的标志。对急性乙型肝炎和慢性乙型肝炎急性发作有确诊或排除的意义。

患慢性活动性肝炎时，100％抗-HBc IgM 为阳性。抗-HBc IgG 出现较迟，是过去感染的标志。患慢性迁延性肝炎时可保持多年，但滴度较低。

定性检测抗-HBc IgM 滴度在 1：10 000（RIA 或 ELISA）以上，可诊断为急性肝炎和暴发性乙肝。

抗-HBc IgM 的检测有助于表面抗原阴性急性乙肝的发现。因此，诊断急性乙肝病毒感染，最好同时检测以上两项指标，不能认为表面抗原阴性就不检测抗-HBc IgM 了，否则容易漏诊。

以上各项如果发现一项不正常，即为乙型肝炎病毒感染的标志。三大抗原出现阳性，表示病毒感染或有活动复制的现象，就应当考虑是否需要积极治疗。表面抗体和 e 抗体的出现是恢复期和病毒传染性降低的吉祥标志。核心抗体的出现，滴度又高是病毒复制正在进展中的标记，滴度低是过去曾受感染的征兆。

所以我们在分析化验单时，必须全面考虑，绝对不能认为阳性都不好，阴性都好，一味追求转阴是不正确的。

如果仅仅出现表面抗原阳性，又无症状和阳性体征，肝功能也正常，则是属于无症状的病毒携带者，就不必过多的用药，以免损害肝脏，积极健身养生就可以了。

乙型肝炎三大抗原抗体标志与各型肝炎及血液传染性见表 1。

简明乙型肝炎五项检查与临床意义见表 2。

表1　乙型肝炎三大抗原标志与各型肝炎及血液传染性

诊断	HBsAg	HBeAg	DHA聚合酶	抗-HBs	抗-HBc	抗-HBc IgM	抗-HBe	血液传染性
急性肝炎	+	+	+或-	-	+中	+高	-	++++
慢性活动肝炎	+	+	+或-	-	+中	+低	-	++++
恢复期早期	+	-	-	-	+中(或低)	+中→或低	+或-	++
慢性肝炎或低到中度的病毒活动度	+	-	-	-	+中→或低	-或+低	+或-	++
HBsAg携带者可能或有或无轻度度持续性疾病	+	-	-	-	+中→或低	+中或低	+或-	+

续表

乙型肝炎三大抗原标志与各型肝炎及血液传染性

诊断	HBsAg	HBeAg	DHA聚合酶	抗-HBs	抗-HBc	抗-HBc IgM	抗-HBe	血液传染性
恢复有时有急性期或偶尔的慢性活动性或持续性肝炎	-	-	-	-	+中	-	+或-	-(?)
恢复期晚期有时见于持续性肝炎	-	-	-	-	+中→或低	-	+或-	-(?)
过去的感染或偶尔或低水平的持续感染	-	-	-	-	+中→或低	-	+或-	一(可能有其对低滴度的抗-HBe)
过去的感染	-	-	-	-	+中→或低	+中或低	+或-	-
很少伴随如有热带脾大综合征	-	+	-	-	+中	-或低	-	不明

表 2　简明乙型肝炎五项检查与临床意义

HBsAg	抗-HBs	e抗原	e抗体	抗-HBc	临床意义
+	-	-	-	-	急性 HBV 感染潜伏期，或为单纯带毒状态（健康携带者）
+	-	+	-	-	急性肝炎早期，传染性强
+	-	+	-	+	急性或慢性感染，传染性强（大三阳）
+	-	-	+	+	急性或慢性感染后期，传染性低（小三阳）
+	-	-	-	+	急性或慢性乙型肝炎 HBV 携带者，传染性低
+	+	+	-	+	血清中存在 HBsAg 免疫复合物，或不同亚型感染
+	+	+	+	+	①一种亚型 HBsAg 及异型抗-HBs 同时存在，应复查；②血清从 HBsAg 转化为抗-HBs 的过程，应复查
-	+	-	-	+	HBV 感染，恢复期
-	+	-	+	+	①HBV 既往感染；②抗-HBs 出现前的窗口期
-	+	-	-	+	HBV 感染恢复期，具有免疫力
-	+	-	-	-	①注射疫苗后；②感染后恢复期，具有免疫力

第二节 中医认识和治疗方法

中医学无乙型肝炎这个病名,但历代医学文献中却有类似本病的证候和病证的记载。如胁肋疼痛、黄疸、阴黄、阳黄、急黄、臌胀、肝胃不和、肝积脾积等。历代医家在治法上也有很多经验。随着医学的发展,人们对乙型肝炎有了更深刻的认识,特别是近代肝功能试验与免疫学检查的不断发展,中西医结合治疗技术不断提高,这方面的知识也日益进步,在治疗方面大量使用中医药,显示出可喜的成就。本病虽进展缓慢,病情复杂,变化多端,但大致可归纳为五大类型:湿热困脾型、脾胃虚弱型、肝气郁结型、肝肾阴虚型、血瘀气滞型。相应的也有五大治则,即清热利湿、健脾益胃、疏肝解郁、滋补肝肾、活血化瘀。在方药方面,有很多名方、验方,还有很多经过实验研究的单味中草药。本病病程太长,缠绵难愈,往往用药数百剂,治疗数年之久,在疗效方面尚不够理想,大家正在积极努力寻求更好的方法。

鉴于目前中西药物对本病尚无特效疗法,本病又是免疫力低下的疾病,所以我们在临床上采用能够调整机体免疫功能的灸法,收到了令人满意的效果。

艾灸可有效地调整慢性乙肝患者免疫系统功能,从而抑制病毒复制、减轻或修复肝细胞病理损害,促进病情改善,为用灸法防治本病提供了科学依据。笔者60多年来经常使用灸法,治愈了很多疑难杂病,尤其对乙型肝炎疗效更佳。但宜用直接灸法。

一、直接灸法

直接灸法又叫着肤灸、化脓灸或非化脓灸,为了明白准确起见,我们改称为重直接灸和轻直接灸。因为化脓灸一般多不见化脓,只是多灸以后痂下有分泌物而已;非化脓灸,只是在穴位上轻灸1～3壮,不连续使用,皮肤上发黄或起小水疱,多用于配穴或对症取穴,所以称为轻直接灸。

1. 取穴少而准 一般用主穴 2～3 穴,4～6 个点。取穴姿势必须自然,要充分暴露穴位,应有依靠,这样才能持久、稳妥,坐点则坐灸,卧点则卧灸。胸腹部穴位应仰卧,背部穴位应俯卧,上肢要有依托,下肢应伸直,按分寸取准,然后施灸。

2. 艾炷大小 直接灸,艾炷如小麦大或稍大点也可,以耐受程度而定,不要扩大疮面,控制在黄豆大小就可以了。

3. 施灸壮数 一般每个点(穴)灸 7～9 壮或 9～11 壮,重病主穴可灸 15～20 壮,每次总数 30～60 壮。过多则易疲劳,不要要求速效,徐徐灸之,日久见功。

4. 施灸疗程 初灸,每日 1 次,连灸 7～10 次,以后隔 1 日、2 日 1 次。对急病重病,每日可灸 2～3 次,连续 10～15 天,也可连灸 3 个月,半年或 1年,以实际情况而定。综上所述,要掌握灸法技巧,原则是艾炷由小到大,由轻到重,重病重灸,轻病轻灸,急病连续灸,慢病间隔灸,以患者能耐受为度。

二、灸法处方

中医认为慢性肝炎常以正气虚弱为本,邪实为标。在治则上,当以扶正为主,祛邪为辅。本病主病在肝,而累及脾肾,久则肝脾肾三脏皆病,必须以此选方遣药。用灸法治疗,则比较简单,概括性强,虽然其病因病机复杂,而灸法是以强健身体、调整免疫功能为主,所以证型不必严格区别,症状不必细分,也不必针对某种生化指标,只要选用主穴就可以统治诸疾。能使脾胃健壮,增加营养,调整免疫,抵抗病毒,自能消除症状,促进肝细胞及肝功能的恢复。

明代医家龚居中说:"火有拔山之力……若病欲除其根,则一灸胜于药力多矣……灸法祛病之功,难以枚举。凡虚实寒热,轻重远近,无往不宜。"他充分肯定了灸法的功效。尤其对于本病更为适宜,因为慢性乙型肝炎多属阳气不足、虚寒表现,因此无须顾虑,大胆施灸可矣。

为了便于配方,也按临床病型列举主要穴位,以供参考,随症加减,可以灵活运用。

(一)湿热困脾型

初感此病,其病因多为湿热之邪犯肝困脾,症见寒热口苦、黄疸、恶心、呕吐、舌胖大、苔厚腻、食欲减退、小便黄、腹胀胁痛、四肢倦怠、脉弦数等,本型相当于急性乙型肝炎。

1. 处方

(1)主穴:肝俞、阳陵泉(化脓灸)。

(2)配穴:大椎、中脘、阴陵泉(非化脓灸)。

2. 穴解

(1)肝俞:为肝脏的背俞穴。在经穴上,它与肝脏有经气直接输注关系。主治一切肝病,是防治乙型病毒性肝炎的重要穴位。主治急慢性肝炎、肝硬化、肝大、黄疸、胁痛等症。

(2)阳陵泉:是足少阳胆经之合穴,合治内腑,为五输穴之一;筋会于阳陵,是八会穴之一,为下肢主要穴位。肝与胆相表里,有疏肝清胆、泄热利湿、舒筋活络的作用。主治急慢性肝炎、黄疸、胆囊炎等。可以改善肝功能,有降麝絮、麝浊、转氨酶之功效。

(3)大椎:是督脉经之要穴,有总督一身之阳气的作用,手足六阳之会,主管全身阳气,称为"阳脉之海",通阳解表,清脑宁神,为全身强壮穴。主治呼吸、神经、血液系统诸病。有主寒热、消黄疸、提精神、治疲乏之效。

(4)中脘:适在胃上,胃为水谷之海,主腐熟水谷,有调胃和中、补虚益气、纳谷化湿、降逆止呕之效。主治肝炎、腹胀、呕吐、溺赤、食欲缺乏、胁下痛、泄泻、目黄振寒等。

(5)阴陵泉:是足太阴脾经的合穴,属水。有化湿利尿、健脾胃、理肝肾之功效。主治腹胀、水肿、黄疸、泄泻、小便失禁或尿潴留及泌尿生殖系统的疾病。本型虽有湿热,但不像急性黄疸型肝炎(甲型)那样突出,仍以虚弱为主。况且"热病可灸",用灸法无妨。若配合中药清肝利湿之剂更为理想。或者针灸并用,多针少灸亦无不可。

(二)脾胃虚弱型

肝邪克伐脾胃日久,致使脾失健运,胃失和降,造成脾胃两虚,不能摄取饮食精微以濡养全身,则见发干形瘦,精神萎靡,眩晕,食欲缺乏,脘腹胀满,大便溏泄,周身无力,肢体酸困或水湿不化,形成水肿、腹水、脉弦缓等。本型相当于慢性乙型肝炎,人以水谷为本,治以健脾益胃为主。

1. 处方

(1)主穴:肝俞、脾俞、足三里(化脓灸)。

（2）配穴：中脘、阴陵泉、三阴交（非化脓灸）。

2. 穴解

（1）肝俞：见上。

（2）脾俞：脾为后天之本，主运化水谷，主四肢、肌肉；胃司受纳主宰中焦，皆为仓廪之官。有调理脾气、运化水谷、渗利除湿、和营统血之功效。主治消化不良、缺乏食欲、泄泻、各种肝炎、肝脾大、黄疸、乏力、四肢沉重、腹胀、水臌、积聚、胁下满等。

（3）足三里：属胃经合穴，脾与胃相表里，主消化，胃为五脏、六腑之海，共为后天之本。古人有"厥阴不治，求之阳明"，"补土所以敌木，治本可以治标"，"知肝之病，当先实脾"。这些都是治肝先治脾的主导思想，强调补脾之目的在于防止肝木偏亢，乘伐脾土，所以培土敌木，以此制彼是高明治法。本穴有养生保健、祛病延年、增强体力、解除疲劳、补益肾气、调整免疫的作用。主治一切消化系统病、心腹胀满、水臌等。治疗范围极广，可以概括全身各系统的疾病。

（4）三阴交：穴在内踝尖直上 3 寸处，当胫骨后缘，属脾经，是足三阴经之交会穴，所以有调理肝、脾、肾三经的功效。有健脾、和胃化湿、疏肝益肾、调经血、主生殖之作用。主治心腹胀满、消化不良、食欲缺乏、小便不利等。

（三）肝气郁结型

肝气不能条达则郁结，郁结则气逆，症见嗳气胀满、厌食、呕吐、大便溏泄、胸胁不舒、情绪激动、善感易怒、抑郁不乐、多梦少寐、脉象弦或见涩象。本型以疏肝解郁为主。

1. 处方

（1）主穴：肝俞、阳陵泉（化脓灸）。

（2）配穴：中脘、太冲、期门、膻中（非化脓灸）。

2.穴解

肝俞、阳陵泉、中脘见上。

（1）太冲：是肝经原穴，与手上合谷穴共称为四关。有疏理肝气、平肝息风、调血通经的作用。"五脏之有疾也，必取十二原也。"主治肝脏疾病。能治肝气横溢、胸胁痛、肝炎、高血压、眩晕、烦躁易怒等。

（2）期门：属肝经最后一穴，是肝之募穴。有疏肝利气、消积化瘀、活血通经的作用。主治肝炎、肝大、胆囊炎、胸腹胁胀、肋间神经痛等。

（3）膻中：是全身之气会聚之处。有调气降逆、宽胸利膈、通乳止咳的作用。主治气逆、胸痛、咳嗽、肝气郁结等。

（四）肝肾阴虚型

肝病日久必累及肾，肝肾同源，两者俱见虚象。症见阴虚内热、头晕、目干、耳鸣、胁下引痛、心悸、烦躁、口干、舌绛红、五心烦热、遗精、失眠、盗汗、脉象弦细无力等。可见于各型肝炎，尤其慢性活动性肝炎，长期应用激素造成肝肾阴虚者，以滋补肝肾为主。

1.处方

（1）主穴：肝俞、肾俞、足三里（化脓灸）。

（2）配穴：关元、太溪（非化脓灸）。

2.穴解

（1）肝俞、足三里见上。

（2）肾俞：是肾脏的背俞穴。肾为先天之本，作强之官，藏精与志，通于脑，肾主水，主一身之元气。有滋补肝肾、益精填髓、调理肾气、调整肾上腺皮质激素的作用。主治肾炎、水肿、用激素的副作用、肝肾阴虚、腰痛等症。

（3）太溪：是肾经五输穴之土穴、原穴。有益肾清热、滋阴降火、培补肾气、强腰膝之作用。主治肾炎、泌尿生殖系统病及阴虚火旺、溺黄、渴不欲饮、虚火上炎之牙痛、失眠、喉痛等症。

（4）关元：是任脉经之要穴，为诸阴经之会，生化之源，主一身之阴精，是人身元气之所在；有培肾固本、调气回阳之功。长灸可有补诸虚百损，壮一身之元气的作用。主治一切泌尿生殖系统病、全身衰弱、少气无力、精神不振、少腹虚寒等。

（五）血瘀气滞型

本型多由肝气郁滞而来，郁久必致血瘀，症见肝脾大，痛有定处，如锥刺而拒按。妇女则会引起经血减少，色黑有块，噩梦善怒。怔忡健忘，舌色紫黯而有瘀点，面部黧黑晦黯。可见肝掌及蜘蛛痣，脉象沉涩等。以活血化瘀，疏导气机为主。

1. 处方

（1）主穴：肝俞、膈俞、足三里（化脓灸）。

（2）配穴：太冲、血海、蠡沟（非化脓灸）。

2. 穴解

肝俞、足三里、太冲见上。

（1）膈俞：属八会穴之一的血会穴。有活血化瘀、宽胸理气、降逆止呕的作用。主治呕吐呃逆、怠惰嗜卧、诸般血症。

（2）血海：属脾经。有调理营血、清热利湿之功。主治经血诸疾、贫血及一切血证等。

（3）蠡沟：为肝经之络穴，别走足少阳胆经。有疏通经络、清热利湿、调理肝气的作用。文献中未见提及治肝病者，我们创造性地用于治疗乙型肝炎，因为它是肝经的络穴，联络肝胆两经，亦为要穴之一,主治泌尿生殖系病、肝胆瘀滞、肝脾大等,正观察疗效中。

(六)预防灸法

处方:足三里。

灸足三里对病体、健体均可使用。年过 30 岁以后,身体虚弱,就可以灸足三里穴,不但预防肝炎,还可以增加免疫力,抵抗一切疾病。三里穴灸一段时间以后,就会马上见效:能吃,能睡,精力充沛,这是最明显的自我感觉。

总之,直接灸法适用于各型肝炎,能治能防,只要病情延缓时日,给灸法提供时间,尽管使用,长灸生效。对重症、暴发型应以其他方法为主进行抢救,要争取时间,方不致误事。

三、注意事项

休养是必不可少的条件,在治疗乙型肝炎过程中起重要作用,对病人来说应放在首位。因为这种病除暴发型以外,都病程缓慢,迁延难愈,有的人患病多年自己还未察觉,一旦发现,急切不能痊愈,所以要有休息 9 个月到 1 年的思想准备。在自己家里生活方便,经济节约,省出一部分药费改善生活,安心休养,既治病又休闲,病情轻时可以读书学习,研究技艺,是难得的机会。

1. 休息 患此病后自觉疲乏无力,应视病情分轻、中、重三种不同程度,分别为生活自理、轻微活动、半卧床及卧床休息。总之要充分休息,不能劳动。因为卧床能增加肝脏血流量,便于恢复肝功能和肝细胞的修复。

2. 营养 以少食肥甘油腻,多吃清淡素食为主。营养要充足,宜吃植物性蛋白质、各种蔬菜水果。

3. 宜忌 情绪要乐观,心情愉快,忌恼怒焦虑、失望悲观,生活要规律,必须坚定意志,树立战胜疾病的精神和信心;切忌饮酒,忌房事,忌妊娠,病毒复制活跃期勿结婚;忌乱用药,多用药会增加肝脏负担,尤其刺激性强的化学药品和价格昂贵的西药;忌乱投医,无恒心,不能坚持,治疗不彻底,容易复发。频繁更换医药,也会贻误病机;忌性急过多过早化验,肝功能恢复较快,乙肝五项抗原消失、抗体出现较慢。一般3~6个月或更长时间才会改变。即便化验还没改变,只要症状、体征不断改善,就是进步向愈的表现,切勿丧失信心,要坚持下去。

治疗、休息、营养结合起来,有协同作用,相得益彰,能使人体较快地产生恢复性抗体,使病毒复制标志转阴,自觉症状和阳性体征消失,效果显著,早日康复,疗效巩固。

第三节 乙肝医案(92例)

医案1

谢某,男,32岁,广州军区一八三医院后勤干部(后转业为河南省焦作市某机关干部),1974年4月函诊。

主诉:一年以来腹胀,加重而住院。

病史:两年来身体一直不大舒服,1973年2月始见腹胀,化验肝功能有轻度异常。入院治疗两个月,否定肝炎而出院,出院后一个多月症状加重,故去广州军区总院会诊。结果诊为:①慢性肝炎活动期;②早期肝硬化。从广州回来继续住院治疗,期间服用西药肝泰乐、胱氨酸、辅酶A丙酸睾丸酮、维生素、肝维龙,打过免疫针、麻疹疫苗等,并用大量中药,但效果不明显,故来信求诊。

症状:四肢疲乏无力,腹部胀满,睡眠质量差,两肋疼痛,时常打嗝、纳差、口苦、大便溏薄。

体征:肝区叩痛、压痛,侧卧可触及脾大。舌苔白厚腻,略黄有齿痕。

化验检查[1]:一八三医院查:肝功能:脑絮(＋＋＋),麝絮(＋＋＋),麝浊 12,黄疸 12,转氨酶 160,转肽酶 40 左右,HAA 阳性;广州军区总院超声波显示:脾轻度肿大,扫描结果:肝右叶尖部萎缩,左叶尖部轻度肿大。

诊断:慢性活动性肝炎。

治疗:中药方:柴胡、茵陈、杭芍、青皮、炒枣仁、大腹皮、川楝子、生赭石、炒卜子、玉片、鸡内金、枳实,以此方为基础随症加减。服药数十剂,其病渐愈,以后转业工作,健康生活,到 2008 年仍然健康。

按语:当时即便在广东大医院也不会做乙肝放免检查,后来根据症状、体征判断当属乙型肝炎。

经过大量用西药、免疫针等长期治疗,后用中药清肝利胆、调理脾胃,并嘱托用艾条长期灸肝俞、中脘、足三里而渐愈。

医案 2

祁某,女,28 岁,未婚,山西襄汾县东风厂化验员,北京知识青年。

1977 年 10 月,自觉右肋下不舒服,饮食减少,两肋胀满,食后更甚,面色青黑。

经医院检查发现,肝区压痛,肝大一指。肝功

---

[1] 为体现医案原貌,沿用当时计量单位。

能化验:转氨酶185U,麝香草酚絮状试验(+++),麝香草酚浊度10U。于是开始中西医合治,先后服中药80余剂,保肝西药3～4种,长期使用。她听说吃糖有保肝作用,于是大量买糖,1天能吃1市斤糖块。历6个多月的积极治疗,症状及体征有增无减,转氨酶上升到240U。为此曾回北京3次,由于久治无效,情绪低落,精神压力很大,经人介绍于1978年6月来院要求用针灸治疗。

患者呈慢性病容,略瘦,触诊除肝大一指及疼痛外,其他未见异常,舌苔薄白,质红,脉细数。参阅化验结果,印象为慢性肝炎。

劝其停用中西药,少吃糖,用灸法。起初持怀疑态度,经再三解释始同意合作治疗。

取穴:肝俞、中脘、足三里。用小艾炷如麦粒大直接灸;前3天每日1次各灸5～7壮,以后间日灸1次,方法同前。因已灸多次,惧怕心理消失,痛感也不太灵敏了。艾炷稍大一点,多灸2～3壮也无所谓了。于是"恨病用药",自动加大灸量,施灸7～8次以后,都发了灸疮。起初是水疱,渐渐结痂,痂下生水,继呈白浆,越灸痂越厚。20次以后有的痂脱落,呈1cm×1cm溃疡面,烧艾灰敷上,仍继续施灸。唯用小艾炷减量轻灸,几次后又重新结痂,如此反复多次。于1978年7月治疗,不到1个月的时候患者急于了解肝功能情况,照例主动化验肝功能,出乎意料,各项均降到正常范围,只是转氨酶尚为160U。患者异常高兴,手舞足蹈,相信灸法了。又坚持施灸1个月,经检验一切恢复正常,精神饱满,心情舒畅,自认为是健康人了。随访半年仍健壮,以后调回北京工作。

按语:当时一般医院尚不会做乙肝五项放免检

查,只是症状体征消失,肝功能正常便以为治愈了。根据病史病程治疗经过,判断当属乙型肝炎。

医案 3(本例医案系患者亲笔自述)

陈生,男,47 岁,广东人。幼居山区缺注疫苗,不幸染肝疾,越 30 年。更兼烟酒熬夜逾重,嬗为"大三阳"而茫然不晓。及至 2003 年始悉,方恐慌。急求治于省城名医,施以干扰素、贺维力、博路宁等轮番"轰炸",疗效未如意。心灰怅然,郁闷至极,辗转访医期突破。于 2003 年 10 月远赴晋国古都侯马市,冒昧拜访谢老。谢老虽届耄耋之年,仍悉心开导解惑,如沐春风,他躬身亲灸肝俞、脾俞、足三里 5 日,配中药丸辅助,嘱日灸 9 壮 1 次,疗期半年。2008 年 9 月再赴晋取药,相谈甚欢。5 年来直灸寒暑不辍,每周 2 次,以激发潜能,自我调节。

上苍怜我,馈回妙效,佐证谢老灸法之神奇。①检查数据结果明显改善,多项重要数据低于检测标准。其中最令人欣慰的是长期困扰的 e 抗原 HBeAg 于 2009 年 4 月 14 日转阴变为"小三阳",取得阶段性成效。DNA 病毒量也从最高峰的 10^7 降至低于检测水平,转氨酶等肝功能指标均为正常低区间数值。②身体体质症状呈良好态势,脸色好,少困乏,食欲强,体重增。耳轮肝区的粒状息肉疙瘩突然消失。③舒缓精神压力,增强信心,注入乐观活力。

我心知残体顽病经年积重沉疴,非一蹴而就,痊愈转阴变为常态仍须奋斗。但我缘结谢老,誓将持之以恒灸,不辜谢老期望关爱。恨才疏学浅,难诉谢老恩泽,难表心中思念。遥寄西北,唯愿苍天佑谢老安康,寿比南山,福如东海。

附:2012 年 7 月 15 日医院感染科检测结果:

检验项目:HBV-DNA 定量(HBV-DNA)

结果:低于最低检出限　　单位 IU/ml　参考范围 ＜500

检验项目	结果	单位	参考范围
乙肝病毒表面抗原定量(HBsAg)	＞250.00	IU/ml	＜0.05
乙肝病毒表面抗体定量(Anti-HBs)	0.49	mIU/Mi	＜10.00
乙肝病毒 e 抗原定量(HBeAg)	0.29	S/CO	＜1.00
乙肝病毒 e 抗体定量(Anti-HBe)	0.02	S/CO	＞1.00
乙肝病毒核心抗体定量((Anti-HBc)	10.27	S/CO	＜1.00

按:本例患者是高级知识分子,不愿曝光身份,要求保密。用他亲身感受写的自述,确实可靠。

医案 4

郑某,女,24 岁,某厂职工,1981 年 10 月 10 日就诊。患急性肝炎半年余。经服用中药 70 余剂,保肝西药数月,精神食欲有所好转,已能勉强上班。但面色青黄晦黯,疲乏无力,食后作胀,情绪悲观。肝功能黄疸指数 6U,麝香草酚浊度 10U,麝香草酚絮状试验(＋＋＋),谷丙转氨酶 247U,经县、地几个医院多次检查变化不大,要求针灸治疗。

用直接灸法,取穴肝俞、脾俞、至阳、阳陵泉,每次各 7 壮,间日 1 次,一个月后面色好转,恢复光泽,精力旺盛,食欲大增。经查,肝功能为:黄疸指数 5U,麝香草酚浊度 6U,麝香草酚絮状试验(＋),谷丙转氨酶 240U。又施灸 1 个月,肝功能为:黄疸指数 4U,麝香草酚浊度 5U,麝香草酚絮状试验

（一），谷丙转氨酶100U以下。一切恢复正常，健康状况较过去更好。

按语：本例患者根据症状、体征，虽然临床治愈，但未做深入检查，以后也没有化验。一年后听其同事讲她已身体健康，正常上班。

医案5

马某，男，41岁，山西省襄汾铁路职工，洪洞县人，平素健康，外表粗壮，半年前发现黄疸，恶心厌油，食量减少。经检查肝功能不正常，诊断为急性肝炎。住铁路医院治疗4个多月，吃中药80余剂，西药多种。一切症状均不明显。唯常感乏力，转氨酶仍在180～220U之间，麝香草酚絮状试验（＋＋），麝香草酚浊度8U，检验多次不变，越发积极用药治疗，但终不见效，思想压力很大。于1982年夏天在临汾医学会议上见面，当即予以诊断。

有力体型，颜色、精神、语言、举动看不出病象，腹诊亦无阳性所见，脉象弦大，舌苔厚腻，边红，其余无可记述，印象为慢性肝炎。

说明病已很轻，药物有毒，多用有害，劝其停药，他不相信，后经耐心讲解说服，约定暂停用药一个月，改用灸法，无效时再给予处方用药。

取穴：肝俞、足三里。教会他用麦粒大小艾炷灸治。10日后即发轻度灸疮，痂下有白色浆液。不到1个月就急于检查肝功能，转氨酶下降到100U以下，麝香草酚絮状试验、浊度及其余各项均在正常范围。从此他心情愉快，有了信心，继续施灸1个月余，让人转告说一切恢复正常，自觉体力异常旺盛。一年后查问，在上班工作中。

按语：该患者在铁路工作，后来调动工作，距离较远失去联系,无法随访。

医案 6

张某,女,37 岁,已婚,供销社职工,北京知识青年,住山西省曲沃县新村。

患者前 80 多天,自感疲乏,少食恶心,经曲沃县医院检查转氨酶 145U,麝香草酚絮状试验(十十),麝香草酚浊度 9U,其余项目正常,经医生诊断为急性肝炎。服中药 40～50 剂及西药维生素 B$_6$、维生素 B$_1$ 及酵母片、肝泰乐、肌苷等,未见好转。又经 277 医院化验转氨酶为 200U 以上,继续服用中西保肝药。以后每月检查肝功能 1 次,曾经 2 次回北京诊治,效果不佳,对治疗丧失信心。听说针灸有效,因此,到正在曲沃县中医院举办的"山西省针灸提高班"门诊求治。

自觉头晕,头胀,睡眠欠佳,下肢无力,少食恶心,精神不振,不能工作。面色青黄无华,神志清醒,腹诊柔软平坦,消瘦、舌质红,苔白薄、脉象稍弦,口干,二便正常。参照化验结果,印象为慢性肝炎。

做好思想工作,停止一切药物,用直接灸法,取穴肝俞、足三里。用如麦粒大小艾炷,每日 1 次,每穴灸 5～7 壮,10 天后间日 1 次,灸治 1 个月。

1983 年 11 月 3 日化验检查,转氨酶 110U,其余正常,饮食增加,精神好转,面色稍有光泽,嘱咐继续施灸。

12 月 5 日化验检查转氨酶 100U 以下(正常范围),一切症状及体征消失,从此停用任何疗法。

按语:1984 年 4 月提高班结业时随访,身体健壮,已正常上班工作。

医案 7

裴某,男,13 岁,学生,河南省原阳县阳阿乡某寨人。于 1982 年 6 月因腹痛尿少,肚皮有紧绷感,入新乡市人民医院诊断为肝硬化腹水,住院三月余,经输液中西药物治疗无效,就地转入省第三人民医院。诊断为结核性腹膜炎,经大量长期使用青霉素、链霉素及其他抗结核新药,治疗两月余。病儿全身浮肿,腹部更大,小便短少,不能行走。又先后转入郑州河南医学院附院,省市三家大医院均诊断为结核性腹膜炎。继续使用抗结核药治疗,病情稍稍缓解,但腹围仍有 86 厘米。不得已于 1982 年 12 月底转入其父工作的地方——东北抚顺矿务局职工医院,继续用抗结核利尿药治疗三个多月,腹水减少不明显,旋即返乡。

1983 年 7 月至 1984 年 2 月,在河南滑县,求一名民间医生,用祖传治臌症秘方治疗,仍然无效。1984 年 6 月住原阳县医院,疑为肝硬化,给予保肝利尿剂,治疗一月余,病情仍不见好转。同年 8 月前往北京中日友好医院治疗,经服氨苯蝶啶、双克、肝泰乐及复方丹参注射液等,共治两个多月,出院诊断为:①结核性腹膜炎;②乙型肝炎,肝硬化,门脉高压症。虽经多方治疗,仍不见效,因经济负担不起而出院。此时患儿形瘦骨立,大腹便便,腹围仍在 86 厘米以上,纳食不佳,精神委顿。辗转三年余先后经八大医院,行程万余里,花去五千余元,屡治不效,其父母丧失信心,绝望而归,听其自然。

1985 年 12 月,余因参加武昌中国针灸学会成立大会,路过原籍,患者与我既是同村又是亲戚关系,专程到原阳县招待所求治。患者面黄肌瘦,腹胀如鼓,四肢如柴,脉象细数,舌质淡、无苔;触诊摸不清肝界,腹大青筋,叩呈浊音,饮食乏味,夜间盗汗,大小便均少,诊为水臌。病久已虚,诸药罔效,当用灸法。

取穴:水分、气海、天枢,用极细之艾绒,麦粒大之艾炷,放置穴位上,直接施灸。示范其母,教会自灸。嘱其初灸时每日1次,每次各穴灸5~7壮,以后间日1次,耐心治疗,日久见功,今后可以通信联系。

经灸两月后,症状大减,日渐向愈,家人松心了,也忙不过来。来函索取艾卷15支,让患儿悬起温和自灸神阙穴(肚脐)每日1次,病情逐渐好转。1986年10月其母亲函云:"体重增加12.5公斤,骑自行车载重50市斤,行程50华里,而不觉劳累。灸治前后判若两人,正在茁壮成长中,早已参加劳动,请放心,使用灸法少花钱,又不受苦,收到奇效,全家及亲友喜出望外,不胜感激……"

按语:本例患者13岁,1982年患病。当时非专科医生对此病尚无深刻认识,即便大医院,也不会做免疫学检查。因此辗转数年,经过8家医院,行程一万多里,花去5000余元,没有怀疑是肝病。1984年8月住入北京中日友好医院诊断为乙型肝炎,肝硬化,门静脉高压。治疗两月无效,决定回家,不意用灸法治愈。

患者成人后参加工作,多嗜烟酒,出现症状,经新乡市省三院检查两对半为大三阳,才恍然大悟。误诊多年才确诊为肝炎,又几经灸疗,中药施治,疗效非常满意。由此可见灸法治病,用现代技术诊断清楚能治;诊断不清,用中医辨证对症治疗同样有效。这就为贫病患者,缺医少药的地方提供了方便。说灸法是"简便廉验"的医术,是民间疗法信然不虚了。令人担心的是,嗜酒恶习难改劝阻不止,其后果尚难预料。

医案8

患者来函照录

谢老:您好。

蒙惠金方,非常感谢。我患慢性肝炎,经灸治已见良效,全躯之恩,没齿不忘。

我今年刚过不惑,1981年曾患急性黄疸型肝炎,治疗半年后,肝功能恢复正常。1986年8月份,肝区开始不适,经诊断为肝炎复发,但症状不太明显,吃护肝片、维生素C、舒肝健胃丸等无效。至9月份症状明显加重,再次到医院做肝功、超声波、B超诊断为慢性乙型肝炎。10月份住县医院,治疗近2个月,病势得到控制,症状有所减轻。以后又吃中药百剂后,肝功能虽异常,但比以前有所好转,病势呈徘徊不前状态。还存在肝区叩痛,不敢弯腰,眼黄目昏,面色晦黯,食欲不振,每天只能吃7至8两,口干舌燥,浑身乏力,小便黄,大便干,记忆力减退,整天处于朦胧状态,思维迟钝,不能应酬交谈。于1987年4月份接您老金方,经杨占荣医生精心指点,在足三里、肝俞、中脘3个穴位上施灸,百天后效果极佳,肝功基本恢复正常,症状全消。现将灸治前后肝功能化验结果及症状变化情况奉上,供您老参考(灸治后什么药也没用)。

原阳县防疫站1987年4月25日化验结果:

总蛋白量5.68克%,白蛋白2.90克%,球蛋白2.78克%;黄疸指数13单位;SGPT25单位;总胆红质0.5毫克%;凡登白反应XX;麝浊试验14单位;硫浊试验16;澳抗1:32。

原阳县防疫站 1987 年 7 月 25 日化验结果：

总蛋白量 6.20 克％，白蛋白 3.26 克％，球蛋白 2.94 克％；黄疸指数 4 单位；SGPT10 单位；总胆红质 0.3 毫克％；凡登白反应 XX；麝浊试验 6 单位；硫浊试验 14；澳抗（一）。

灸后 4～5 天便感到腿脚轻快，有精神。50 天后皮肤颜色明显恢复。面色有光泽，记忆渐增。100 天后，面有红光，口舌无干燥之感，皮肤晦黯及巩膜黄色均恢复正常。心情愉快，精力充沛，全身有力，经常到室外游走而无疲倦感觉，可参加一些较轻的体力劳动。食欲增加，每天能吃 1.5 市斤主食，大小便正常，记忆力好转，思维敏捷，能处理单位事务。肝区叩痛消失，可以自由俯仰转侧而无痛苦感，将要正式上班工作。特别是在服中药期间，经常感冒，平均 4～5 天发生一次，自施灸以后，从无此感觉。

大恩不当言谢，蒙您老赐方，谢延科介绍杨医生教给灸法，得全躯体，我将衔环结草，难报万一。恳再赐金方，以求早日痊愈。

遥祝金安！

和某[2]　河南原阳县南关
1987 年 8 月 20 日

按语：该和姓患者经过 4 个多月灸疗就取得明显效果，又让他继续间断施灸七八个月，以巩固疗效。他从青年时代即有嗜酒癖，患病后用灸法临床治愈。曾遵医嘱忌酒二三年，便以为一切正常，彻底治愈了。于是又慢慢开始每天吃酒，由少渐多从 100ml 到 500ml 以上，而且最喜烈性白干，百劝不

[2] 隐去患者名字

54

听。到 2002 年 4、5 月份自觉肝区胀痛，经 B 超、CT 检查发现肝癌肿瘤已如鹅卵大，治疗无效于 9 月病故，年仅 60 岁。从治愈后只生活了十五六年，这是因嗜酒引起的祸患，太可惜了。

医案 9

任某，男，42 岁，部队转业军人，河南省卫辉市上乐乡，1990 年就诊。

主诉：乙肝多年。

病史：在部队当兵期间，不明原因患上乙型肝炎。起初乏力不能干重活，但个人不在乎，而后症状加重才化验诊断为大三阳。经多处大医院治疗效果不显，后经人介绍就诊。

症状：疲乏无力，精神萎靡，食少纳差，肝区不适。

体征：肝病面容，肝区叩痛（＋＋＋），压痛（＋＋＋），消瘦。

化验检查：经部队医院化验肝功不正常，乙肝放免指标为大三阳。

诊断：慢性迁延性乙型肝炎。

治疗：使用小艾炷直接灸法。取穴：肝俞、脾俞、足三里。划经点穴，教会家属在家灸治。

共灸疗三个多月，症状、体征完全消失，经化验检查肝功能完全恢复正常，未作放免检查。其后一两年随访一直未复发。2008 年电话访问，至今健康，一直在某厂工作，工作很忙，未出现不适。

按语：本例患者多年辗转多处治疗效果不明显，是一例单用灸法仅灸治三个多月即见显效的患者。2008 年随访，自从灸疗治愈后至今一直很好，但生活习惯堪忧，经常喝酒每顿 2～3 两。曾嘱肝病应当绝对忌酒,只是嗜好难改。

医案 10

田某,男,27 岁,农民,河南省原阳县城关人,1990 年 9 月 16 日初诊。

主诉:吃饭很少,无力,不能干活。

病史:一年前因有消化系统症状,经原阳县防疫站检查:肝功能异常,乙肝表面抗原阳性,曾用中西药治疗一年余,终无疗效,病症还有进展而来诊。

现症:四肢乏力,食纳较差,每日进主食不足 500g,倦怠烦躁,肝区胀痛,体重减轻,精神萎靡,不能劳动,久治无效,失去治疗信心。

查体:面色灰黯无光泽,神情疲惫,营养不良,肝大二指,叩击痛,脉弦细,舌质绛红无苔。

经新乡市人民医院 1990 年 10 月做肝功能及乙肝五项检验结果如下:

肝功能:总蛋白 84g/L,白蛋白 50g/L,球蛋白 14g/L,麝香草酚浊度 2U,转氨酶 50U,黄疸指数 5U。乙肝五项:HBsAg(+),抗-HBs(-),HBeAg(+),抗-HBe(-),抗-HBc(+)。

诊断:慢性乙型肝炎,证属正气不足、肝气郁结。应以扶正祛邪、疏肝理气为治。

治法:用直接灸法。主穴:阳陵泉、肝俞(化脓灸)。配穴:太冲、期门(非化脓灸),每日 1 次,每穴各灸 7 壮,长期施灸。

经过 3 个月灸治,食欲大增,每日能进主食 1kg 多,体重增加,肝区叩痛减轻,精力充沛,面色好转,病情显然大有转机。经检查,虽然乙肝五项仍如既往没有改变,但病人对治疗却充满信心。又坚持施灸 5 个月,第 3 次做乙肝五项化验结果:

HBsAg（＋）,抗-HBs（＋）, HBeAg（－）,抗-HBe
（＋）,抗-HBc（－）。

肝功能:总蛋白 74g/L,白蛋白 51g/L,球蛋白
23g/L,转氨酶 40U,麝香草酚浊度 7U,黄疸指
数 5U。

根据症状、体征和化验检查,基本可以停止治
疗,但为了巩固疗效,仍嘱其坚持施灸,不过可以减
少壮数及次数,以后每周灸 2 次即可,这样既可以
健身祛疾又能防止复发。患者感叹地说:"艾火真
乃神火"。一场大病就此告愈。

按语:本例经中西医药长期治疗无效才改用灸
法,灸治 3 个月症状明显改善,化验结果除转氨酶
降至正常外五项放免没有改变。又灸 5 个月才出
现表面抗体阳性,e 抗体阳性,核心抗体阴性,说明
乙肝病毒已停止复制,机体免疫能力增加,是疾病
向愈的好现象,可见灸法非长期坚持不可。

医案 11、医案 12

高某,女,42 岁;子张某,男,10 岁,山西省侯马
市新田乡农民,1990 年 9 月初诊。

主诉:数月前疲乏无力,食欲不振。

病史:今年春天因常感冒,经侯马市中心医院
化验肝功异常,乙肝五项检查为大三阳。曾用几种
方法治疗不见效果,而求诊。

症状:面色青黄,消瘦,无精打采;小孩勉强上
学,不做任何活动,走路稍快便觉肝区震痛。

体征:肝区叩痛、压痛,巩膜轻度黄染。

诊断:慢性乙型肝炎。

治疗:使用小艾炷直接灸法。取穴:其母肝俞,
脾俞,足三里;其子身柱,肝俞。划经点穴,每日在

我诊室灸治。

　　数十次后,由其母在自己家给儿子施灸,同时送给兰州某制药厂制造的参芪丸一箱(24瓶),母子分吃。1990年春节前(治疗四个多月),暂停施灸。母子二人均见明显效果,疲乏消失,食欲大增,精神好转。其母可以正常操持家务,儿子和其他儿童玩耍游戏表现正常。

　　1991年春又开始间断灸疗,至6月收麦期间。他们参加劳动,完全和正常人一样。

　　两年后给其子化验,仍为大三阳。

　　按语:我于1991年退休后定居侯马,和患者结为近邻。借东讨西,互相帮助,闲暇时常串门,关系融洽。因此治疗完全免费也非常方便,只是再三劝说因经济条件不肯做化验检查。1993年由我出资25元给其子检查一次,仍为大三阳。其子高中毕业后,到西安上学正值夏秋炎热之际,受军事训练。我曾担心他不能承受,经过三年学校生活坚持下来,未出现任何问题,以后在某单位工作。

　　2006年,张某结婚生子,精神旺盛,面色虽黑而有光泽,正常上班;其母高某坚持家务,下田,在小工厂打工,拆迁修建房屋,一年春夏秋冬参加劳动仍然健康。

　　关于乙肝指标大三阳的问题,北京302院某专家曾提出"无症状可以不做治疗,只是应该注意按时复查而已"。

　　2008年4月与患者座谈很久,没有涉及疾病,母子健康,生活愉快,全家幸福。

医案13

　　金某,男,6岁,河南省原阳县某银行工作人员家属,于 1990 年 10 月 16 日初诊。

主诉:其母代诉近几个月来食少,厌油、恶心,不爱玩。

病史:既往健康,从今年春季发现食欲缺乏,食后腹胀,疲乏无力,失去儿童活泼好动的特点。经原阳县及新乡几家医院治疗,效果不明显。后又赴省城求医,效果仍不理想。

治疗期间服中西药物多种,久医不愈,家长思想压力很大。

查体:面色少华,呈慢性病容,肝脾略大,叩击痛,脉稍弦,舌边尖红。经河南新乡市省三院 1990 年 10 月 12 日检查:澳抗 1∶64,黄疸指数 5U,麝香草酚浊度 4U,麝香草酚絮状试验(一),谷丙转氨酶正常。

诊断:小儿乙型肝炎。

治疗:补正气,健脾胃。因患儿服药过多,不愿接受药物治疗,故改用灸法。

取穴:阳陵泉、肝俞(化脓灸)。

用极细之艾绒,麦粒大之艾炷直接灸,每穴 3 壮,每日 1 次,用轻灸法,介于化脓灸与非化脓灸之间,开始患儿难以接受,哭闹不休,勉强灸几壮,不太热就去掉,经过 20 余日之后灸疮如小黄豆大,改成间日 1 次,每次每穴灸 7 壮,施灸期间兼服鸡内金少许。患儿食欲渐增,精神好转,活泼贪玩。施灸刚满 2 个月时经新乡市省三院复查,澳抗为阴性,肝功各项指标均在正常范围。

按语:本例临床症状明显,久治无效,改用灸法,疗效迅速,仅仅 2 个月表面抗原即转为阴性,可能与小儿正在发育、生机旺盛、易于康复有关。只是检验项目太少,不能全面了解是为遗憾。

医案 14

张某,男,46 岁,农民,河南省原阳县路寨乡曹庄村人,于 1990 年 10 月 27 日因亲戚关系到原阳县南关中医诊所初诊。

主诉:患胃病一年多,近三个月来症状加重。

病史:过去身体很好,是一个强劳力。自前年发现食后不舒,饮食减少,一直按胃病治疗,吃了很多胃药无效。现右胁胀痛,夜间尤甚,全身乏力,不能劳动。食量渐少,时有恶心、呕吐。双下肢反复出现水肿,小便发黄、浑浊,体重减轻 20 市斤,无胃痛及黑便史。

检查:精神不振,面色青黯无光泽,呈慢性肝病重病容,活动则气短头晕,不能支持。贫血明显,皮肤巩膜无黄染,见肝掌及蜘蛛痣,心肺(一);肝肋下 2cm,剑突下 3cm,质中,脾左肋下 3cm,腹水、脐突出,有移动性浊音,上腹部静脉明显,双下肢有可凹性水肿。经河南省原阳县人民医院 1990 年 10 月 27 日检验,结果如下:

血常规:红细胞平均血红蛋白浓度 32%,红细胞 16×10^{12}/L,白细胞 4.4×10^9/L。

分类:中性粒细胞 0.65%,淋巴细胞 0.35%,潜血(+),表面抗原 1:64,红细胞沉降率 40mm/h。

B 超检查:肝大、内部回声增强,光点粗。肝静脉显示欠清,门静脉内径增宽,主干内径 1.6cm。

胆:胆囊轮廓规整,6.5cm×2.3cm。

脾:厚 5.0cm,肋下 4.0cm。

肾:两肾大小、形态正常,内部未见异常回声。

提示:①肝硬化;②门静脉压高;③脾大;④肾未见异常;⑤胆囊符合肝硬化时表现。

经河南新乡医学院附一院 1990 年 11 月 13 日检验：

肝功能：麝香草酚浊度（TTT）21.4U，革兰阳性，谷丙转氨酶 38U，谷草转氨酶正常，总胆红素正常，凡登白直接、间接反应正常，总蛋白 82g/L，白蛋白 39g/L，球蛋白 43g/L。

乙肝六项：HBsAg（＋），HBsAb（－），HBcAb（＋），HBcAb/IgM（＋），HBeAg（＋），HBeAb（－）。

诊断：①慢性活动性乙型肝炎；②肝硬化腹水。

辨证：正气虚弱，湿邪侵脾。

治则：扶正祛邪，健脾利湿。

治法：直接灸法，主穴为肝俞、脾俞、足三里（化脓灸）；配穴为中脘、关元（化脓灸）。每日 1 次，每次 7～9 壮，前 10 天每天 1 次，以后间日 1 次，长期坚持施灸。配合中药：黄芪 30g，熟地黄 20g，大腹皮、党参、枸杞子各 15g，白术、泽泻、山萸肉、五味子、当归各 10g，川芎、阿胶（烊化）各 9g，车前子 12g。大枣引，水煎服。

嘱其注意休息，加强营养，多食豆类、蛋类，肉类随意，以及蔬菜、水果等，少吃盐，忌烟酒。

经过 80 多天施灸，服中药 20 余剂，疗效甚好，食量增大，腹水及水肿消失，体力充沛，精神愉快，面色红润。体重增加 16 市斤，外表一如常人，热爱劳动，常自找活干。

经河南新乡 371 医院 1991 年 2 月 5 日检验：

乙肝五项：HBsAg（＋），HBeAg（＋），抗-HBs（－），抗-HBe（－），抗-HBc（＋）。

肝功能及表面抗原：黄疸指数 4U，麝香草酚浊度 4U，谷丙转氨酶正常，HBsAg 1∶32。

B超报告：肝脏左叶厚 7.8cm，右叶厚 9.1cm，斜径 13.8cm，肝脏形态大致正常，体积稍大，肝内回声分布尚均匀。

胆：胆囊 5.1cm×2.7cm，囊内无异常回声，胆管内径 0.3cm。

脾：脾脏体积增大，厚 4.1cm，回声分布均匀。

提示：脾大。

病已向愈，嘱其不时施灸，停止服药，当心过劳，以防复发。

按语：本例从病史、症状、体征、血常规、肝功能、乙肝六项、B超等，诊断为慢性乙型活动性肝炎、肝硬化。经灸后临床症状消失，肝功能恢复正常，疗效之速，出乎意外。但五项放免除表面抗原滴度减低外其他无变化，这是因为仅仅 4 个月时间太短，各项指标尚未改变的缘故，从而提示非长期施灸不可。1991 年 8 月随访早已参加劳动，患者不以为自己是病人了，劝其做六项放免复查，以农忙推辞。又经动员后于 1992 年 2 月 12 日检查乙肝五项除抗-HBc（＋）以外，其余均为阴性，这只说明过去感染过而已。

该患者酷爱劳动，见活就干，没活找活，早干晚干，半夜起来干，自己没有活出外打工，总不休闲，屡劝不止，肝病治愈后 8 年，于 1999 年 2 月因突发脑病蛛网膜下腔出血，住院 3～4 日病故。

医案 15

张某，女，45 岁，山西省襄汾纱厂职工家属，1991 年 10 月 24 日初诊。

病史：因恶心、少食，多次查肝功，诊为乙肝。曾长期使用中西药无明显效果，经人介绍来我处治疗,灸治数月后已经见效未能坚持。

1997 年 3 月 25 日,相隔五六年又来诊治。

主诉:恶心、腹胀、大便不成形。

病史:1991 年做子宫切除手术,输过血,其后出现肝区不适,多处治疗。1996 年 5 月化验肝功能发现明显异常,在襄汾县医院服中药 50 剂。1996 年 8 月到某肝病医院服奥必阴 3 个月,后又服复肝能、云芝肝泰、香菇片、维生素、乙肝灵等药物均不理想。故又来本所治疗。

症状:乏力、厌食、胀满、肝区隐痛、肠鸣、大便不成形,腰酸、头晕、失眠、口干。

体征:巩膜黄染,眼周青黑,面无光泽、色晦黯,肝区压之不适、叩之痛。形体消瘦,体重下降十几斤。舌苔白,脉沉迟。

化验检查:1996 年 6 月 14 日襄汾县医院查,总胆红素<17.2,TTT10U,γ-GT92U;乙肝五项显示 HBsAg(+)、抗-HBe(+)、抗-HBc(+)为小三阳。

诊断:慢性迁延性乙型肝炎。

治疗:使用小艾炷直接灸法。取穴:足三里、肝俞、脾俞。划经点穴,教会家属在家灸治。配合中药疏肝健脾。嘱咐勿过劳,吃易消化食物,多休息,免生气。

1997 年 7 月 24 日,治疗 3 个月后,乏力消失,食欲增加,口苦咽干,心烦急躁,入睡困难易惊醒,食后腹胀等一系列症状均已消失。临床治愈,嘱咐可间隔施灸。

按语:本例患者患病后,几经辗转治疗不效,相隔五年又来诊治,经过 9 个多月的治疗达临床治愈。

2008 年电话访问,与其丈夫开饭店整天忙碌,未见任何异常表现,一直健康。

医案 16

崔某,男,33 岁,侯马市铁路职工,山东人,1991 年 11 月 2 日初诊。

主诉:乏力、恶心一年余。

病史:一年前出现右胁不适、出虚汗等症,经化验查乙肝五项诊为肝炎,辗转治疗一年多,未有明显疗效,经人介绍前来求诊。

症状:疲乏无力,恶心腹胀,心悸不安,易出虚汗,自觉胁肋胀痛。

体征:肝区叩痛明显。

化验检查:乙肝五项指标显示 HBsAg(+)、抗-HBe(+)、抗-HBcIgG(+)为小三阳。

诊断:慢性活动性乙型肝炎。

治疗:使用小艾炷直接灸法。取穴:肝俞、足三里,划经点穴,教给家属在家灸治。配合少量中药疏肝健脾。

治疗两个月后,疗效显著,乏力感明显减轻,恶心消失,出虚汗减少。坚定信心,继续灸疗。

1992 年 2 月治疗 3 个多月后,所有症状完全消失,体征全部恢复正常。面色佳,心情愉快,工作未觉劳累,乙肝六项未作检查。嘱咐可再坚持自灸 3 个月,以足半年疗程。

按语:本例患者出现症状一年多以后,方来我处使用灸法治疗,疗效明显,症状、体征完全消失,可惜未再作乙肝六项化验。以后分别于 10 年、15 后年两次介绍其亲戚来诊,据云他仍然健康。

医案 17

孙某,男,47 岁,山西省某公司职工,山西省稷山县人,1991 年 12 月 4 日初诊。

主诉:肝病一年余。

病史:一年前自觉胃部不适,治疗无效,后来胃脘部出现 14 厘米大肿物,经太原、西安两家医院均确诊为肝癌。多方治疗无效,体重由 130 市斤降至 80 市斤,不能进食。偶遇一过路大夫诊治,给中药散剂 30 包,服药后上吐下泻,便能进食。服第六包后便出一个直径 7～8 厘米的硬物一块,从此饮食增加,但乙肝症状仍存在,体重恢复到 120 市斤。

症状:皮肤干燥,双胁下胀满,乏力、食少。

体征:面色黧黑,蜘蛛痣,肝区叩、压痛。

化验检查:1991 年 11 月 28 日,稷山县人民医院查乙肝放免只有 HBsAg(+)。

诊断:慢性乙型肝炎。

治疗:使用小艾炷直接灸法。取穴:足三里、肝俞、脾俞。划经点穴,教会家属在家灸治。配合中药疏肝健脾。

1992 年 1 月 22 日施灸 46 天后,面色改变,精神好转,食量体重增加,皮肤光滑,蜘蛛痣消失,基本感觉不到烧心。嘱咐坚持继续灸疗,注意营养休息。

按语:本例患者因胃中异物被医院误诊为"肝癌",经游医用泻药排出异物而愈,疑为胃结石。

在医院化验乙肝六项只表面抗原阳性而乙肝症状、体征非常明显,按乙肝治疗效果显著。这种情况甚为少见。

医案 18

高某,女,45 岁,山西省侯马市西侯马人,1992 年 1 月 21 日初诊。

主诉:乏力、下肢浮肿多年。

病史:数年前偶有头晕、浮肿等症状,近来症状逐渐加重,面色青,肝区叩、压痛,经医院查为大三阳,故来诊。

症状:疲乏无力,双下肢浮肿,上腹部胀满,头晕。

体征:面色青黯,无光泽,肝区叩痛(+++),压痛(++++)。

化验检查:经某医院查乙肝六项指标为大三阳。

诊断:慢性活动性乙型肝炎。

治疗:使用小艾炷直接灸法。取穴:肝俞、足三里,划经点穴,每日来诊所灸治。配合少量中药健脾利湿。

治疗一个月后,情况逐渐好转,症状、体征得到改善。

1992年6月,经过4个多月的治疗,已恢复正常,能参加劳动。乙肝六项化验指标由大三阳转为小三阳。以后随访一直健康。

按语:本例患者数年来一直身体不适,近来加重,化验查为大三阳。经过医患密切配合,治疗4个多月后便见症状、体征完全消失,面色、气色佳,精神饱满。嘱咐:应注意劳逸结合。

医案 19

赵某,女,12岁,山西省新绛县北梁村人。

患者2年多来先后住过三家医院,经过各项有关检查化验,以乙肝六项三大阳性及B超显示被确诊为乙型肝炎、肝硬化。1992年3月来我所初诊时,精神萎靡、纳差、贫血、全身乏力、腹水、肝大二指、叩痛,不敢跳跃,快步走肝区即疼痛,一副肝炎患者病容。用直接灸法。取穴:身柱、大椎、肝俞、脾俞,并服自制乙肝胶囊治疗 5 个多月,病况大有转机,恢复上学去了,在家继续施灸。到 9 月份检查,面色红润光泽,一如常人;精神良好,食量增、体重加,下肢水肿消失,肝区叩触无症状,肝功能恢复,B 超检查无异常。1992 年 12 月检查乙肝各项均转阴,只有 e 抗体阳性的吉祥征兆,1994 年 3 月前来复查,正常健康发育,像个大人,查乙肝六项全部转阴。

按语:本例患者其父母非常钟爱,忧心忡忡,不惜代价经过三家县级医院住院,很多次化验检查及各家诊所治疗,效果不明显。而来侯马求诊,住在其亲戚家。每天来我处治疗,年龄虽小却很聪明,能合作。治疗几个月后逐渐康复,苗壮成长。1998 年前来探望,身材亭立,活泼健康,经过军训,参加工作。

医案 20

许某,女,41 岁,山西省襄汾县襄陵镇人,经商,1992 年 10 月 13 日初诊。

主诉:食后胀满、厌油。

病史:近来乏力,厌食油腻,食后腹胀,经某医院检查诊为肝炎,故来诊。

症状:疲乏无力,腹部胀满,食欲不振,恶心厌油。

体征:身材较高,发育正常,营养中等,面无光泽、无明显体征,只有肝区叩、压痛。

化验检查:乙肝六项化验指标显示抗-HBs(+)、HBeAg(+)、抗-HBe(+)、抗-HBc IgG(+)为小三阳。

诊断:慢性乙型肝炎。

治疗:使用小艾炷直接灸法。取穴:肝俞、脾俞、足三里,划经点穴,教给家属在家灸治。配合少量中药健脾和胃。

治疗一个月后,症状明显改善,食欲增加,坚定治疗信心。纠正穴位,继续灸疗,嘱咐应注意休息,加强营养。

1993 年 4 月复诊。共治疗 6 个多月,诸症消失,面色正常,肝区无不适感,化验乙肝六项 HBeAg(＋)、抗-HBe(＋)。

按语:本例患者两次化验既非小三阳也不是大三阳,使用灸法后调整机体免疫,故见效较快。经过半年多的治疗,症状、体征完全消失,体重增加,嘱咐应劳逸结合。

医案 21

侯某,男,53 岁,知识分子,山西省侯马市人。

近年来自觉疲乏、多汗、急躁、容易感冒、怕冷、口苦、肝区叩痛、肝大二指,以乏力胸痛为主诉,多方多次长时间治疗无效,来我所就诊,建议查乙肝六项,结果是:表面抗原(＋),e 抗原(＋),核心抗体 IgM(＋),属三大阳性,诊为慢性活动性乙型肝炎。自 1993 年 2 月 26 日起用直接灸法,取穴:肝俞、脾俞、中脘、足三里,教会其家属回去自灸,配合服用自制乙肝胶囊。病情逐渐好转,益加信心,坚持治疗。4 个月后,面色红润,精力充沛,肝区触叩正常,恢复工作。1993 年 6 月 26 日复查乙肝六项,出乎意料,各项指标全部阴性。停止服药,嘱在短期内仍使用少量灸法强壮身体,巩固疗效。

按语:本例患者指标转阴之快速出乎意料,可惜以后未再化验,不知有无变化。但病人一直未出现乙肝症状,虽历十五年之久,仍然精力旺盛、身体健康。

医案 22

赵某,女,25 岁,农民,山西省新绛县狄庄人。

表现极为乏力,一进诊室就先卧在沙发上,精神疲惫不堪。近三四年来感觉疲乏,食后胀满,肝区不适,口苦有怪味,小便黄色,体重降至 82 市斤。多次经县医院检查诊为肝炎,化验肝功能 20 多次,均不正常,转氨酶常在 200U 以上,表面抗原 1:32,做过几次 B 超,脾大、肝大,用多种方法久治无效。1993 年 4 月 1 日来我所就诊。

查体:身材瘦小,面色㿠白,眼球青蓝,慢性病容,脉象细弱,舌质绛红有裂纹,营养不良,心肺正常,腹部凹陷,肝大二指,叩触痛明显,剑突部拒按,脾能触及、质柔。1993 年 4 月 15 日查乙肝六项,仅核心抗体 IgG(+),核心抗体 IgM(+)。但症状较重,诊为慢性活动性肝炎。

治疗,用灸法,直接灸肝俞、脾俞、阳陵泉,口服自制乙肝胶囊,每次 4 粒,每日 3 次。9 月 11 日(5个月后)查肝功能各项恢复正常,继续治疗。11 月来复诊,体重增至 94 市斤,一切表现均佳,一如常人。

停止治疗 7 个月后,1994 年 5 月 3 日登门随访,已怀孕 3 个月,精神爽朗,在经营工厂,实干家务,一切正常。1994 年 5 月 8 日检查乙肝六项只出现 e 抗体阳性。

按语:本例患者得病后多方求治,特别重视化验,每月一次,积累化验单数十张,不见改变,忧心忡忡。使用直接灸法后，乙肝症状、体征逐渐消失，身体健壮，又怀孕生子，经营工厂，全家幸福，其乐融融。

医案 23

患者，男性，小学生，侯马市人，眉清目秀，聪明活泼，和群童戏耍很精神，不以为有病。1993 年 4 月其母带他来就诊，面带愁容。诉说近两三月以来厌食，活动少，无精打采。经侯马市中心医院诊断为乙型肝炎，两对半大三阳，肝功能异常。经多处打针、吃药、输液效果不明显，而且有的医生说没有好办法，难以彻底治愈。家长忧心忡忡，以为无望了。

症状：纳差、恶心、腹胀、吐清水、消瘦无力。

查体：面色晦黯，两颊下陷，颧骨突出，双目无神，眼球微黄，腹大，皮肤粗糙，无弹性，剑突下压痛（＋＋＋），肝区叩痛（＋＋＋），形瘦骨立，营养缺乏。

治疗：详细讲述病情，嘱积极配合，适当休息，注意营养，长期灸疗，会有良效。其父母心急如焚，表示同意，配合中药丸，疏肝健脾。

取穴：身柱、肝俞、脾俞，小艾炷直接灸。谨慎施术，病儿合作。前两周打基础，进行顺利，以后多利用上下学时间，经过门诊灸几分钟，日子一长，和医生们很熟悉，都很喜欢他，一个月后见效果。又灸两个月外表判若两人。过 9 个月后，化验两对半，只有核心抗体（＋）而已。其父母繁忙，无暇过问，就此结束治疗，正常上学了。因热爱医学，专门报考高级护理学校，22 岁毕业后，由于身体健康，方正有力，英姿焕发，未经考试就被某大医院录取了。春节前来贺年,精神饱满,心情舒畅,踌躇满志,乐观愉快,再三感谢治愈之功。

按语:他们相信灸法,患者配合。日子一久,其父母经商繁忙,无暇过问,和医生很熟也不多检查,只是来到就灸,日渐好转,早把大三阳忘掉了。

医案 24

张某,女,30 岁,已婚,山西省侯马市常青村人,1993 年 6 月 12 日初诊。

主诉:心口痛,牵连胸背部,半年来有乏力感。

病史:1986 年因爱人患肝病而怀疑,查肝功正常。1992 年 2 月因生气而发病,见疲乏、背痛、肝区痛等症状,当即吃中药百十剂未见效。3 月份于南梁村服一老妪之秘方(《金匮要略》之硝石矾石散)6 剂,服后肝功能异常。4 月份在 541 医院化验乙肝五项为大三阳,该院医生说没好法治疗,劝其不要吃药。5 月份闻喜康复医院传染科中医,用丸剂及汤剂 9 剂无效。于 6 月 3 日住在红卫厂职工医院 40 天,输液用肌苷、维生素、维丙胺等,配合中药 15 剂。出院后又在 277 医院行 B 超等检查,服灭澳灵、保肝丸。又在市中心医院检查定位乙型肝炎,说没有好办法,有可能自愈。而后东镇有一老翁专治肝病有 40 年的经验,给服云芝、四消丸等。反复辗转多处历时一年余,花费很多,无力负担,非常痛苦。1993 年 6 月来我处治疗。

症状:自觉乏力,眼皮肿,眠差、多梦,肝病面容,食量少,恶心,急躁,脾气怪,全身发痒,肝区痛,左腹部痛(＋＋＋＋),小腹痛,大便干,小便浊。

体征:肝区叩痛(＋＋＋),压痛(＋＋＋＋),前臂及下肢有蜘蛛痣,舌嫩、苔白,舌右侧溃疡,脉弦。

化验检查:6月份经侯马市人民医院化验乙肝六项:HBsAg(＋),抗-HBs(－),HBeAg(＋),抗-HBe(－),抗-HBcIgG(－),抗-HBcIgM(＋),为大三阳。

诊断:慢性活动性乙型肝炎。

治疗:使用小艾炷直接灸法,划经点穴,灸肝俞、脾俞、足三里。配合中药疏肝健脾,理气止痛。

在本所治疗近4个月,症状体征完全消失后停止用药,在家自灸,以后开始经商。

2001年9月12日因颈部神经痛前来就诊,现在精神佳,气色好,食欲旺盛,心广体胖,心情顺畅,生意兴隆,自觉同健康人一样。曾做过几次乙肝检查,肝功正常,乙肝六项,有时1和5阳性,有时阴性,但她毫无感觉,毫不在意。

按语:本例患者在得病后经历多家医院,接触很多中西医大夫和民间医生,但那时有些医生对此病尚无正确认识,束手无策,更有甚者劝病人不治,听其自愈。

后来使用小艾炷直接灸法,数月后便取得明显疗效。

以后化验指标虽然没有全部转阴,但患者身强体健,毫无症状,不相信化验指标,未再化验。

医案 25

苏某,女,36岁,太原市某省级医院科主任,1993年9月8日初诊。

主诉:患乙型肝炎八年。

病史:八年前在为一乙肝病人做手术时,不慎割破手指,半个月后,出现头晕心悸,经化验乙肝五项为大三阳,肝功能正常,至今未做任何治疗。近来明显不适,慕名不远数百里前来就诊。

症状:疲乏,口苦咽干,目眩,心悸,胁痛,失眠。舌紫而边有齿痕,舌尖及舌边有瘀血点,舌下静脉怒张,脉弦细。

体征:肝区叩痛(+++),压痛(++++)。

化验检查:1993 年 7 月太原市中心医院查HBsAg1∶256,乙肝五项 HBsAg(+),抗-HBs(—),HBeAg(+),抗-HBe(—),抗-HBc(+)为大三阳。肝功 ALT(谷丙转氨酶)61。

诊断:慢性活动性乙型肝炎。

治疗:使用小艾炷直接灸法。取穴肝俞、足三里,划经点穴教会方法,在家灸治。配合中药疏肝健脾,养血柔肝。

自此每日在家灸治。1994 年 3 月 26 日治疗 6 个月后,太原市中心医院化验乙肝五项转为小三阳。食欲好,精神佳。肝区疼痛明显减轻,但劳累后仍有不适。嘱咐坚持灸疗,劳逸结合。

经过近两年的治疗,于 1995 年 8 月 24 日太原市中心医院化验乙肝五项为 1 和 5 阳性。现已无口苦、咽干、目眩等症状。且精力充沛,每日忙于工作亦未觉劳累。

从此停止治疗,长期进行保健灸足三里。以后通讯联系三十多次,未再反复。

按语:本例患者感染多年,未曾治疗,迁延日久以致病毒肆虐,症状明显。使用直接灸法后,又因责任心强,一直未间断工作,所以历两年方取得较好疗效。

十五年后(2007 年 12 月)在山西省针灸会议上见面,身体健康,精力旺盛,工作勤奋,一切正常。查背部肝脾俞等穴位灸痕几乎不显,由此可见担心直接灸法留下丑陋瘢痕问题,可以不必顾及。

医案 26

史某,女,25 岁,干部,山西省侯马市人。

主诉:疲乏,肝区痛,少食,腹胀。

病史:于 1993 年 10 月因恶心,不能进食,皮肤、眼球、小便皆黄,胃部有下垂感,直不起腰来,入 277 医院,转氨酶 700U,黄疸 20～30U,诊为急性黄疸性肝炎,治疗 2 周退黄,1 个月后肝功正常,表面抗原阳性,出院。继续服肝泰乐、云芝肝泰、双酯滴丸和中药等 1 个月余,无效。情绪低落,烦躁易怒,右肋部自发痛,1993 年 12 月来我所就诊。

查体发育正常,消瘦,肝病面容,腹部凹陷,肝左叶压痛,叩痛明显,脉象细弦,舌苔薄白,边、尖略红。检查肝功能正常,乙肝六项:表面抗原(＋),e 抗体(＋),核心抗体 IgG(＋),核心抗体 IgM(＋),诊为慢性活动性肝炎。

治疗方法:首先停止使用中、西药物。改为直接灸肝俞、脾俞,每次各 9～11 壮,配合服用自制乙肝胶囊。治疗 1 个月后,日渐好转,坚持到 1994 年 4 月初,已历时 4 个多月,体重由 96 市斤增至 110 市斤,食欲佳,情绪高,面色有光泽,肝区无叩痛,睡眠良好,已正常上班,骑自行车每天往返 40 华里不觉劳累,而且经常感冒的毛病也一并消失,自觉精神、体质、健康情况胜过病前。经反复查血常规,肝功能均正常,乙肝六项全部转阴性。本例治疗顺利,恢复彻底,其家人喜出望外,庆幸不已。

按语:本例患者医患配合,治疗顺利,只是她对化验指标非常重视,屡经化验仍不放心。后来女方结婚生子,非常健康。

医案 27

臧某,男,52 岁,大学本科外语系毕业,曾任教师,后来经商。祖籍河南迁居山西侯马市,1993 年 11 月 21 日初诊。

主诉:乏力、纳差。

病史:30 多岁时发现胃病,后多次化验转氨酶时高时低,诊为肝病。经中西医用中西药常年治疗,尚能勉强工作,后于 1993 年症状加重,肝区明显不适,而来求诊。

症状:面色黑青,疲乏无力,食后胀满,盗汗严重。

体征:肝区叩痛(+++),压痛(+++)。

化验检查:1993 年 11 月 19 日侯马市人民医院查肝功正常,乙肝六项指标显示 HBsAg(+)、抗-HBe(+)、抗-HBcIgG(+)为小三阳。

诊断:慢性迁延性乙型肝炎。

治疗:使用小艾炷直接灸法。取穴:肝俞、脾俞、足三里,划经点穴,每日来诊所灸治。配合少量中药疏肝健脾。

一个月后盗汗明显减轻,教会家属回家自灸。

三个月后食欲旺盛,精神愉悦,气色好转。

九个月后各种症状均已消失,体征恢复正常,临床治愈。已正常工作,经常出远门经商不觉劳累,只是化验 1 和 5 阳性,不时仍用灸法巩固疗效。

按语:该患者特点是每晚盗汗,床垫褥子已发霉而不自知,但患者知识广博,心态平衡,没有很大压力,家属配合很好,故能在一年内恢复健康。此人善于经商,数年后有所积蓄已达小康,但突然昏倒。经查属于脑血管瘤破裂,在临汾手术治疗 2 个月,又转西安大医院。先后经过三次手术,住院长达半年之久,身体极度衰弱,期间多次经查肝功能和乙肝五项均属正常,没有引起肝病发作,实属灸法之功。

医案 28

臧某,女,17岁学生,山西省侯马市人,系第27医案臧某之女,1993年11月21日初诊。

主诉:厌食、乏力半年余。

病史:半年来不思饮食,逐渐消瘦,其父患乙肝,故化验肝功能及乙肝五项医院诊为乙型肝炎。

症状:厌食,疲乏无力,面色㿠白,气色不佳。

体征:肝区压痛明显,舌苔薄白,脉弦数,形体消瘦。

化验检查:1993年11月19日侯马市人民医院查乙肝放免指标显示抗-HBe(＋),抗-HBc IgG(＋)。

诊断:慢性迁延性乙型肝炎。

治疗:使用小艾炷直接灸法。取穴:肝俞、脾俞、足三里,划经点穴,教会家长在家灸治。配合少量中药疏肝健脾。

1994年2月4日,治疗2个月后症状明显减轻,饮食增加,精力充沛。嘱咐坚持使用灸法,适当休息,不能过于劳累。

1994年9月8日复诊。经过10个多月的治疗,侯马市人民医院化验乙肝六项全部阴性,所有症状消失,体征完全恢复正常,为临床治愈。

1995年8月随访,已到太原上大学。家人云:精力旺盛,体重增加,身体健壮。

按语:本例患者有家族史,虽发病时间不长,但素体较弱,故很快便见消瘦,免疫功能损失明显。

经过 10 个多月的不懈治疗,取得很好疗效。以后
1995 年、1996 年、1997 年均有随访,一切正常。学
习、工作、生活都非常稳定。2008 年访问,早已结
婚生子,经营商业,卓有成效,非常顺利。

医案 29

卢某,男,4 岁,山西省临汾市襄陵镇某村人,
1994 年 5 月 5 日初诊。

主诉:祖母代述精神不振,腹部胀满一周。

症状:面色青黄,巩膜黄染,小便黄,少食、腹
胀,精神萎靡。

体征:查体肝大 2 厘米,肝区有明显压痛、
叩痛。

化验检查:侯马市人民医院查肝功能 BiL(胆
红素)27.8mmol/L,GPT(转氨酶)200U/L,表面抗
原 1:32,乙肝六项:HBsAg(+),抗-HBs(-),
HBeAg(-),抗-HBe(-),抗-HBc IgG(-),抗-
HBc IgM(+)。

诊断:急性乙型肝炎。

治疗:使用小艾炷直接灸法,灸身柱等,数日后
因不合作改为温火灸。配合中药胶囊健脾和胃。

5 月 23 日复诊,治疗 18 日后黄疸消失,肝脏明
显回缩,食欲增加。经临汾地区传染病医院化验肝
功 BiL 正常,GPT74U/L,乙肝五项:HBsAg(+),
抗-HBc(+)。嘱咐继续坚持使用灸法,加强营养。

8 月 18 日复诊,共治疗 3 个半月,细查无阳性
体征,精神面貌佳,活动饮食营养及二便等均正常。
临汾地区人民医院化验乙肝五项:抗-HBe(+),其
余全部阴性,为了巩固疗效,提高免疫力,嘱咐家长
继续保健灸。

至11月历时6个月,其祖母来说一切均好,活泼可爱,面色红润,能吃,有精力,体重增加4公斤。家人对化验不放心,又在侯马市人民医院化验乙肝六项,结果全部阴性,家长十分高兴,从此结束治疗。

4年后其祖母来访云:1998年8月23日在临汾地区医院复查乙肝六项抗-HBe(十),抗-HBc(十),今年已8岁,入学一年级,学习成绩良好,总在前几名。精神好,平时不易感冒,发育正常,未出现症状。

按语:该患者初次治疗时曾使用小艾炷直接灸,因年龄小,不合作遂改为温灸背部身柱、肝俞、脾俞。小儿正在生长发育期,对灸疗很敏感,灸治3个半月,症状体征便完全消失。

4年后在临汾地区医院做健康检查,乙肝六项又出现抗-HBe(十),抗-HBc(十),而4年前,侯马市人民医院化验乙肝六项全部阴性,这说明化验指标会反复变化。本次化验,核心抗体阳性说明曾患乙肝,e抗体阳性说明对乙肝病毒有免疫力。并且患者发育良好,身体健康,这说明化验指标轻微变化无关紧要。

2008年2月访问其亲戚,说患者现在在外地上大学,个子高大,身体壮实,非常健康。

医案30

葛某,女,40岁,山西省襄汾县张礼村农民,1994年6月16日初诊。

主诉:恶心半月余。

病史:身体胖壮结实,一贯健康,虽劳动生子未发现问题。半月前突觉恶心、腹胀,肝区不适,化验乙肝六项有四项阳性,故来诊。

症状:疲乏、恶心、纳差、腹胀、呃逆、口苦、偶有头痛,记忆力减退,腰酸怕冷,情绪易急躁。肝区有自发痛,小腹凉,下肢略有浮肿。

体征:肝区压痛、叩痛,脾区及背部肝俞穴按压敏感,舌胖大有齿痕,脉沉。

化验检查:1994 年 5 月 20 日经临汾市医院查乙肝六项指标显示 HBsAg(＋)、HBeAg(＋)、抗-HBe(＋)、抗-HBcIgG(＋)为大三阳。

诊断:慢性活动性乙型肝炎。

治疗:使用小艾炷直接灸法。取穴:肝俞、足三里,划经点穴,教会其母在家灸治。配合少量中药健脾和胃。

8 月 1 日治疗 1 个半月后,疲乏减轻,饭量增加,恶心腹胀及肝区痛好转,比以前有精神,加灸脾俞。后于 8 月 25 日化验乙肝五项由大三阳迅速转为 1 和 5 阳性。

11 月 2 日复诊,经过 5 个多月的治疗,情绪稳定,各种症状完全消失,体征全部恢复正常。嘱咐应当劳逸结合,防止复发。

一年后,于 1995 年 10 月 5 日随访:一切正常,已参加劳动。

按语:本例患者症状、体征明显,化验指标为大三阳,及时、积极使用直接灸法,使得免疫力迅速得到提高,症状、体征短时间内明显改善,治疗两个半月后乙肝五项变为 1 和 5 阳性。共治疗五六个月便已康复。

2008 年随访,一直操持家务,田间劳动,非常强壮。

医案 31

吉某,男,52 岁,山西省襄汾县某机关干部,1994 年 9 月 11 日初诊。

主诉:疲乏,胀满、纳差,大便溏薄三年余。

病史:15 年前自觉胃部不适,间断服药,不误工作,也未在意。1992 年 5 月份出现疲乏,腹胀,大便溏薄等症状,在襄汾按胃病治疗两年,曾服汾河镇困牛村自配验方小丸药,效果不明显。1994 年 7 月 25 日襄汾医院检查肝功异常,乙肝五项为小三阳,于 9 月份来本所求治。

症状:急躁,头晕,睡眠欠佳,记忆力下降。面色差,肝病面容,口干,大便溏泄。

体征:肝区叩痛(＋＋＋),压痛(＋＋＋＋),肝大肋下 2 指,质硬,形体消瘦,体重 108 市斤,脉弦细,舌质红,苔白。

化验检查:1994 年 5 月 16 日,襄汾县人民医院 B 超提示:肝脾大、肝硬化。9 月 11 日侯马市人民医院查乙肝六项显示 HBsAg(＋),抗-HBc IgM(＋),其余阴性。

诊断:慢性肝炎、肝硬化。

治疗:使用小艾炷直接灸法。取穴肝俞、脾俞、足三里,配合中药疏肝柔肝,化瘀散结,健脾和胃。

一个月后复诊:饮食增加,睡眠改善,每日 7～8 小时。大小便正常,无急躁情绪,肝区胀满恶心等减轻。嘱咐继续使用灸法,加强营养。

1995 年 1 月 2 日复诊,经过近 4 个月的治疗。气色大好,胖而光泽,精神饱满,腹胀恶心消失,无疲乏感,查体脾未触及,肝肋下 2 指光滑柔软,肝区叩痛(＋),压痛(＋＋)。嘱咐灸法改为间日一次,少量中药配合,注意休息。

1996 年元月 29 日复诊,经治历时 16 个月,侯马市人民医院化验肝功能正常,乙肝六项显示 HBsAg（＋）,抗-HBc IgM（＋）。症状、体征完全消失。体重增长 8 市斤,现为 116 市斤。

按语:该患者病程较长,由肝炎发展为肝硬化,全身症状明显。经过一年多的灸法、中药配合治疗全身情况良好,以后未再联系。

2008 年 11 月其长兄来谈,治疗后又生存了 8 年,于 2002 年初因突发心脏病去世。

医案 32

鞠某,男,37 岁,山西省绛县某镇农村人,1994 年 10 月 12 日初诊。

主诉:乏力、腹胀 2 月余。

病史:近来乏力、纳差、胁痛明显,故去医院就诊,化验乙肝五项为小三阳。用西药治疗一段时间,后经人介绍来诊。

症状:疲乏无力,纳差腹胀,右胁胀痛。

体征:面色晦黯无光泽,肝区压痛明显,肝大肋下 2 指。

化验检查:医院查乙肝五项指标显示 HBsAg（＋）、抗-HBe（＋）、抗-HBc（＋）为小三阳。

诊断:慢性活动性乙型肝炎。

治疗:使用小艾炷直接灸法。取穴:肝俞、脾俞、足三里,每日一次,划经点穴教会家属在家灸治。配合少量中药。

治疗 1 个月后,症状明显减轻,纠正穴位,灸法改为隔日一次,继续治疗。

1995 年 4 月复诊。经过 6 个多月的治疗,症状、体征完全消失,面色红润,精神饱满,身体健康,已能参加农业劳动,只是化验指标未变。

按语:该患者使用直接灸法后,症状、体征很快得到改善。因化验指标未变嘱咐其应劳逸结合。14年后(2008年),他介绍一位肝炎患者来诊,据说其仍然健康。

医案 33

李某,男,20岁,山西省侯马电厂职工,1994年10月18日初诊。

主诉:乏力,胀满,阵发性肝区痛2年余。

病史:1992年发觉肝区疼痛,到医院化验乙肝五项为大三阳,当即治疗三个月,复查乙肝两对半转阴。

半年后再次出现腹部胀满,肝区不适,化验为小三阳,辗转多处治疗,仍不见好转,历9个月不变,故来我处治疗。

症状:自觉疲乏无力,腹部胀满,纳差,面色无光泽,形体消瘦,体重121市斤。

体征:肝区有明显叩痛,压痛。

化验检查:HBsAg(＋),抗-HBe(＋),抗-HBc IgM(＋),为小三阳。

诊断:慢性迁延性乙型肝炎。

治疗:使用小艾炷直接灸,灸肝俞、脾俞,划经点穴教给家人回家灸治。每日一次,配合少量中药。

两个月后复诊,面色已恢复正常,腹部胀满感减轻。自觉肝区疼痛减轻,乏力感消失,食欲已恢复正常。1995年2月15日复诊,经过4个多月治疗,症状、体征均已完全消失,面色红润,精神愉快。嘱咐注意休息,坚持灸疗。2个月后正常上班。

同年 10 月 7 日复诊,停用灸法已 5 个月,未出现感冒乏力等症状,食欲、睡眠、肝区等一切正常,查体未发现异常。

2001 年 3 月 10 日因婚后出现四肢无力、出虚汗、失眠等症状前来就诊。但见面色有光泽,头发乌黑,肝区未见不适,体重 136 斤,嘱咐注意节欲,加强营养,生活规律。

按语:该患者发病后在其他地方治疗三个月,虽乙肝两对半转阴,但症状体征并未消失,以后转为小三阳。使用灸法后能积极配合,取得较好疗效。

患者历经 8 年之久,多次省市医院化验,有时小三阳,有时 1 和 5 阳性,没有任何症状体征。精神饱满,心情愉快,正常上班工作。可见并不能完全相信化验指标,更不能一味追求指标完全转阴。

医案 34

李某,女,45 岁,山西省侯马市人,某单位职工,1994 年 10 月 21 日初诊。

主诉:时有肝区不舒。

病史:1993 年 7 月因爱人查出乙肝而检查,肝功正常,乙肝六项 1 和 4 阳性没有治疗。1994 年 3 月再查乙肝六项为 1、4、5、6 阳性,服用乙肝宁冲剂三个月,转为 1、4、5 阳性。七八月份又服用其他药出现腹胀泄泻等反应,故停药。于 10 月来诊。

症状:肝区不舒,失眠,口干,身凉,怕冷,经常头晕。瘦弱,体重 107 市斤。

体征:肝区叩痛(+++),肝大 2 指。

诊断:慢性乙型肝炎。

治疗:使用小艾炷直接灸法,取穴肝俞、脾俞、足三里。划经点穴,教会家属在家灸治。配合少量中药健脾胃。

两个月后复诊,症状体征明显减轻。精神气色佳,肋下仍可触及肝大,生活紧张,上班工作劳累。嘱咐坚持灸疗,注意劳逸结合。

1995年3月21日复诊,共治疗近6个月,气色佳,肝区无胀满感,疲乏消失,二便正常,形体丰满。查体肝区无叩痛、压痛,肋下肝未触及。精神饱满,心情愉快,正常上班,一如常人。嘱咐可以长期保健灸。

按语:本例患者属于夫妻同时患病,同时治疗。使用直接灸法后能积极配合,治疗期间并未停止工作,仍然取得明显疗效。

医案35

郑某,男,45岁,山西省侯马市人,某单位干部,1994年10月21日初诊。

主诉:近两个月以来,常有胃部疼痛、肝区不适等感觉。

病史:1993年7月因有腹胀感,经侯马市人民医院化验,肝功不正常,乙肝五项为乙型肝炎,当即住院治疗。注射乙肝疫苗、猪苓多糖和输液促肝细胞增长素3个月,经查转为表面抗原阳性,其余阴性,脾大,门静脉宽。诊断为早期肝硬化,服用心肝宝数月。

1994年4月查乙肝六项为1、4、5阳性。7月份以来食欲不佳,常感胃部疼痛,肝区时有不舒,9月下旬又在北京查乙肝六项为1、4、5阳性。肝功不正常,B超显示肝硬化。10月初侯马市人民医院建议住院治疗,后经人介绍来诊。

症状：面色灰黯无光，食少，乏力（+），口干、口苦，肝区胀满，无饥饿感，眠差，形体消瘦，体重122市斤。

体征：颈部、手部见蜘蛛痣四个，背部有黑斑，肝区叩痛、压痛。

化验检查：北京某院查肝功转氨酶170，TTT20个，胆红素高，乙肝六项为1、4、5阳性，B超显示：肝硬化。

诊断：乙型肝炎，肝硬化。

治疗：使用小艾炷直接灸法，取穴肝俞、脾俞、胆俞、足三里。划经点穴，教会家属，在家灸治。配合中药理气化瘀。

一个月后复诊，精神好转，饮食改善，肝功能化验已正常。嘱咐继续坚持使用灸法。

12月15日治疗两个月，整体好转，但最近体力劳动较重，休息不好，精神差，继续灸疗。

1995年4月6日共治疗7个月，肝区已无胀感，口干、口苦、背部黑斑消失。饮食、二便、睡眠俱佳，体格健壮，已上班工作。刚乘西安—杭州—福州飞机往返，未觉劳累，气色、精神好。嘱咐可以长期保健灸。

按语：本例患者是夫妻同时患病，同时治疗，因其症状较重，经多方治疗，未见好转，发展为肝硬化。以后在使用灸法治疗过程中，能安心休养，坚持治疗，终于取得满意疗效。

医案36

王某，男，28岁，山西省侯马市风雷厂职工，1994年11月2日初诊。

主诉：肝区阵发性隐痛半年。

病史:1993 年 9 月份化验乙肝六项,发现为大三阳。曾在某处用中药 3 个月(近百剂),用 8 种药物,输液半年,后用猪苓多糖,每日 1 次,每次 2 支,注射 3 个月,效果不佳。近来口干明显,1994 年 10 月查乙肝六项仍是大三阳。

症状:疲乏无力,口干口苦,肝区隐痛。

体征:肝区叩、压痛,舌边尖红,脉弦。

化验检查:1994 年 10 月 21 日,侯马市人民医院查乙肝六项显示 HBsAg(+)、HBeAg(+)、抗-HBc(+)为大三阳。

诊断:慢性活动性乙型肝炎。

治疗:使用小艾炷直接灸法。取穴:肝俞、脾俞,划经点穴教给家属在家灸治。配合少量中药疏肝健脾,嘱咐禁烟酒,注意休息,加强营养。

1995 年 2 月 20 日治疗三个多月后,肝区叩、压痛消失,睡眠及二便正常,面色气色佳。持续灸疗,隔日一次。

3 月 13 日复诊,经过近 5 个月的治疗,所有症状完全消失,体征恢复正常,精力胜过病前。嘱咐灸足半年可化验检查。

按语:本例患者发病后经多处治疗效果不明显,使用直接灸法后,症状、体征完全消失。心情愉快,正常工作,只是以后未再化验。

医案 37

段某,男,20 岁,大学生,山西省沁水县城关镇某村人,1994 年 11 月 15 日初诊。

主诉:乏力,出虚汗,易感冒 2 月余。

病史:半年前因感冒,多次打针、输液。经沁水县人民医院检查为乙肝,当即吃中药 13 剂,效果不佳。又服肝必复一月余,也无明显疗效,故来就诊。

症状:面容无华,眼球青蓝色,肝区自发痛,疲乏无力,腰背麻木。

体征:肝区叩痛(＋＋＋),左腕内侧神门处有蜘蛛痣,脉细数,舌边红。

化验检查:1994 年 10 月 21 日,沁水县人民医院查乙肝五项 HBsAg(＋)、HBeAg(＋),其余阴性。

治疗:使用小艾炷直接灸法。取穴:肝俞、脾俞,划经点穴,教会方法回家灸治,配合中药。

12 月 23 日复诊,治疗近 40 天,乏力感消失,不再出虚汗,肝区自发痛消失,面色红润而有光泽,腰背麻木感及肝区叩痛均已消失,仍有按压痛。嘱咐继续坚持灸疗,注意营养,多休息。

1995 年 3 月 3 日复诊,共治疗 4 个月,所有症状均已消失。沁水县人民医院化验乙肝五项 HB-sAg(＋),抗-HBs(－),HBeAg(＋),抗-HBe(－),抗-HBc(＋),为大三阳。但患者自己毫无感觉,体重增加,每日食量 1.5 市斤,精神饱满,神态从容,一切正常,继续上学。

按语:本例患者病程不长,体质尚未受到严重损伤,坚持灸疗,4 个多月便取得较好疗效,症状、体征完全消失,体质强健。建议以后每半年到一年要检查一次乙肝五项,防止复发。

医案 38

魏某,男,40 岁,山西省侯马市西新城人,1994年 11 月 19 日初诊。

主诉:纳差、消瘦 3 年。

病史:无明显的原因出现乏力、食欲差而来

就诊。

症状:面色青,易感冒,怕冷,急躁,恶心,食后胀满,嗜烟酒。

体征:肝左叶叩、压痛,消瘦,体重 115 市斤,舌苔白,脉弦而无力。

化验检查:1994 年 11 月 18 日,侯马市人民医院查肝功正常,乙肝六项仅 e 抗体阳性。

诊断:慢性乙肝。

治疗:使用小艾炷直接灸法。取穴:肝俞、脾俞、足三里,每日 1 次,每穴 9 壮,划经点穴,每日前来灸治。嘱咐戒烟酒。

治疗 2 个月后,食欲增加,体重上升,精力旺盛,查肝区无异常,自觉病愈,故停止灸疗。

1995 年 7 月 30 日随访,一切正常。

按语:本例患者症状、体征均为肝炎指征,化验仅 e 抗体阳性,未用中药,仅用灸法。灸治 2 个月后,症状、体征便完全消失,因自觉良好故停止治疗。半年后随访,一直健康。

医案 39

李某,女,40 岁,山西省侯马市高村乡高村人,1994 年 11 月 23 日初诊。

主诉:乏力、食欲不振 4 个多月。

病史:4 个月前出现厌食、头晕、疲乏而后体重下降,于 7 月份用单方,服中药 20 剂,后化验乙肝六项仍是两个阳性,又到梁村服用验方(《金匮要略》之硝石矾石散)10 剂,化验结果未变且症状仍在。故来就诊。

症状:精神困顿,纳差恶心,食后腹胀,右胁肋不适感。

体征:面色晦黯,肝区叩、压痛,舌边红,脉沉弦。

化验检查:1994 年 11 月 10 日,侯马市人民医院查乙肝六项指标显示 HBsAg(＋)、抗-HBc IgG(＋)。

诊断:慢性活动性乙型肝炎。

治疗:使用小艾炷直接灸法。取穴:肝俞、脾俞、足三里。划经点穴,教给其女在家互相灸治。配合少量中药。

12 月 16 日,治疗 20 多天后,食欲增加,胀满消失,气色好转,坚定信心,持续灸疗。

1995 年 6 月 26 日复诊。共治疗近 8 个月,自述乏力、纳差、肝区游走性痛等症状全部消失,骑自行车往返 40 里不觉劳累,无任何异常表现。

按语:该患者起初症状明显,经灸治 8 个月后化验指标虽为小三阳,但所有症状、体征完全消失,且身体强健,正常生活。

医案 40

郭某,女,17 岁,山西省侯马市高村乡高村人,系第 39 医案李某之女,1994 年 11 月 25 日初诊。

主诉:纳差、乏力 4 个多月。

病史:1999 年 7 月参加高考体检时,化验乙肝放免发现乙肝六项不正常。经查其母亦患乙肝,二人同在梁村吃验方(《金匮要略》之硝石矾石散),30 天未见明显改善,闻名来诊。

症状:厌食油腻,头晕头痛,大便溏结不调。

体征:肝左叶稍有不适,舌尖红,脉弦数。

化验检查:1994 年 11 月 10 日,侯马市人民医院查乙肝六项指标显示 HBsAg(＋)、抗-HBe(＋)、抗-HBc(＋)为小三阳。

诊断:慢性活动性乙型肝炎。

治疗:使用小艾炷直接灸法。取穴:肝俞,划经点穴教给其母回家互灸。配合中药疏肝健脾。

12月16日检查,肝区重叩有感觉,其余症状明显减轻。

1995年7月9日复诊。治疗8个多月后,食欲正常,无乏力、腹胀、肝区不适等,只是化验乙肝放免未变,但肝区叩、压痛消失。自述能正常工作。

按语:本例患者虽然治疗前后化验指标没有明显改善,但治疗前症状明显,治疗后所有症状、体征均已消失,形体丰满,面色红润有光泽,一切如常。

医案 41

卫某,女,52岁,山西省稷山县太阳乡乌堆村人,1994年11月28日初诊。

主诉:乏力、肝区自发痛。

病史:肝区痛4年余,经常感冒,后因面色黄,虚胖似浮肿,经西安市医院检查发现乙肝来诊。

症状:肝病面容,贫血,疲乏无力,纳差,精神不振,失眠多梦。

体征:皮下脂肪少,触诊肝痛(＋＋＋),肝大约肋下2指。

化验检查:B超报告脾大,心二尖瓣吹风样杂音3级。1994年11月12日稷山县人民医院检查乙肝五项显示 HBsAg(＋)、HBeAg(＋)、抗-HBc(＋)为大三阳。

诊断:慢性活动性乙型肝炎。

治疗:使用小艾炷直接灸法。取穴:肝俞、脾俞、足三里。划经点穴,教会家属在家灸治,配合中药益气养血。

一个月后复诊,饭量增加,睡眠正常,疲乏减轻,查体肝脏压痛较前减轻,叩痛消失。嘱咐继续使用灸法。

1995年5月11日复诊,经过6个多月的治疗,于4月29日查乙肝五项仍为大三阳,但自觉精神好,无不适感。查体:肝、脾未触及,体重增加,形体丰满,基本正常。嘱咐可以长期保健灸。

按语:本例患者发病4年多一直未曾检查治疗,1994年去西安医院才查出乙型肝炎,因为病程长、心脏又不正常,这两种病长期缠绵,所以体质衰弱,免疫功能低下。医患配合,坚持小艾炷直接灸法治疗半年,虽最后化验指标未变,但症状、体征已恢复,精神状态良好,可以正常生活。以后未再联系。

医案 42

李某,男,19岁,学生,家住山西省侯马市某公司内,1994年12月23日初诊。

主诉:恶心、食欲不振。

病史:半年内输过液,打过针,与一位患乙肝并见黄疸的同学经常接触。近来食欲下降,恶心厌油,于12月19日到医院化验肝功能发现转氨酶73个单位,HBsAg阳性,进一步化验乙肝六项,为大三阳。

症状:疲乏无力,口臭、口苦、纳差、恶心,饭后腹胀、矢气、水泄,肝区不舒,皮肤干涩。

体征:消瘦,肝区左叶叩痛(＋＋＋),压痛(＋＋),舌胖大,苔厚腻色黄,脉细数。

化验检查:1994年12月21日复查,乙肝六项指标显示 HBsAg（＋）、HBeAg（＋）、抗-HBc IgM（＋）为大三阳。

治疗:使用小艾炷直接灸法。取穴:肝俞、脾俞,划经点穴,教会其母施灸。配合中药清肝利胆,健脾和胃。

1995 年 2 月 19 日,治疗两个月后复诊。活动后仍稍有乏力感,肝区叩、压痛减轻。纳差、胀满、恶心、腹泻、口苦、口臭等症状均已消失,灸法改为隔日一次。

1995 年 7 月 29 日,共治疗 7 个多月,情况良好。每日下午活动量大,踢足球、打篮球也不感疲乏,食欲正常,体重上升,面色、气色佳。查体肝区无叩痛、压痛。灸法改为隔 2～3 日 1 次。

8 月得知考上大学,化验乙肝六项未变,11 月在科技大学读书。1996 年 10 月 20 日其母来述,一切很好,未化验。1997 年 10 月 25 日,其母来述,现在石家庄工作,上班时化验乙肝五项为 1 和 4 阳性。现一切正常。

按语:该患者之母为优秀教师,性格开朗,教子有方,密切配合,经过 7 个多月的治疗虽乙肝五项未变,但所有症状、体征已全部消失。

数年后参加工作时,做乙肝五项放免检查显示 1 和 4 阳性,这说明病已痊愈。

2008 年,治愈后 15 年随访。此人求学、就业、置产、结婚、生子一帆风顺,现在上海某处供职,享受着健康、幸福、快乐的生活。

医案 43

吕某,男,21 岁,山西省阳泉市人,1994 年 12 月 25 日初诊。

主诉:肝区不适1月余。

病史:1个月来肝区明显不舒,并见腹胀、乏力等症状。去医院经查肝功能不正常,乙肝五项为大三阳。

症状:面色晦黯无光泽,疲乏无力,腹部胀满,肝区不适。

体征:肝左叶有叩痛、压痛,脉细。

化验检查:在医院查肝功不正常,乙肝五项指标显示 HBsAg(＋)、HBeAg(＋)、抗-HBc IgG(＋)为小三阳。

诊断:慢性活动性乙型肝炎。

治疗:使用小艾炷直接灸法。取穴:肝俞、脾俞,划经点穴,教会家长在家治疗。配合中药疏肝健脾。

1个月后症状逐渐改善,患者心理压力减轻,愉快接受治疗。

1995年4月,其母来电话,经过4个多月的治疗,气色好转,精神充足,已无疲乏等感,食欲增加,食后无胀满,肝区不适及叩、压痛完全消失。嘱咐注意休息可再作化验。

按语:该患者年轻体质佳,虽见明显症状,但经灸治后很快见到效果,可惜以后未再联系。

医案 44

毕某,男,13岁,学生,山西省浮山县城内人,1995年1月18日初诊。

主诉:厌食,乏力,肝区痛2年余。

病史:1993年因厌食乏力而化验乙肝六项为大三阳。于1994年3月在省传染病医院用抗乙肝核糖核酸,乙肝宁冲剂三个月,收效甚微。又服用复方树舌片、香菇菌多糖片、甘草甜素片等,均无效而来求治。

症状:厌食,疲乏无力,皮肤干燥,眼睛发蓝,鼻颊发青,面无光泽,形体消瘦,体重 70 市斤,跑步跳跃时肝区明显疼痛。

体征:肝区叩痛(＋＋＋＋),压痛(＋＋＋),肝肋下一指,右手食指后有蜘蛛痣。舌边红,脉弦。

化验检查:1994 年 8 月 31 日 HBsAg1：256,抗-HBs(－),HBeAg(＋),抗-HBe(－),抗-HBc(＋),抗-HBc IgG(－),抗-HBc IgM(＋),Pre-S2Ag(＋),Pre-S2Ab(－)为大三阳。

诊断:慢性活动性乙型肝炎。

治疗:使用小艾炷直接灸法,取穴:肝俞、脾俞、右期门,每日 1 次,每穴 7 壮。划经点穴,教给其母在家灸治。配合中药健脾和胃。

1995 年 3 月 19 日复诊。共治疗 9 个月,食量大增,面色红润,肝区已无叩痛、压痛,一切正常。嘱咐合理营养,生活要有规律。

1997 年其姨母来述,暑假在侯马住,每日游泳,活动量大,发育正常,无任何异常表现。

按语:本例患者因年小体弱,患乙肝后又辗转几处拖延两年多,导致病情较重,已不敢跑步跳跃,并见肝大及蜘蛛痣等症。使用直接灸法后能配合治疗,取得良好效果。后来随访已赴西欧留学。

医案 45

王某,女,30 岁,山西省翼城县某医院职工,1995 年 3 月 27 日初诊。

主诉:乏力、恶心明显。

病史:1994 年 12 月乏力、感冒 20 多日,打针、输液治疗不愈,化验乙肝五项为大三阳,曾用抗乙肝核糖核酸、胸腺肽等药注射治疗2个月,未见明显效果,故来诊。

症状:疲乏无力、口干口苦、恶心腹胀、头晕、腹泻,自觉肝区痛。

体征:肝区叩痛、压痛,蜘蛛痣4个。

化验检查:1995年2月24日,翼城县人民医院查乙肝五项指标显示 HBsAg(＋)、HBeAg(＋)、抗-HBc(＋)为大三阳。

诊断:慢性活动性乙型肝炎。

治疗:使用小艾炷直接灸法。取穴:肝俞、脾俞、足三里。划经点穴教会家属在家灸治,少量中药配合。

5月14日复诊,治疗一个多月,症状明显改善,恶心、乏力及肝区叩、压痛消失,蜘蛛痣仍在。气色佳,自述旅游约一个月,刚从成都回来。嘱咐注意休息,继续使用灸法。

9月11日复诊,共治疗6个月,诸症消失。精力充沛,面色红润,食欲增加,体重上升,临床治愈,故停止治疗,注意劳逸结合。

1996年2月随访,现抵抗力提高未再出现感冒,各种情况均正常,身强体健,一切如常。

按语:本例患者虽然发病时症状较明显,但时间较短。共治疗6个多月,一切症状消失,体征恢复正常,而停止治疗。第二年随访,精神饱满,身体健康。

医案 46

柴某,男,7岁,山西省翼城县人,系第45医案王某之子,1995年4月1日初诊。

主诉:其母代述食少、腹大。

病史:其母患乙肝,给他化验发现 HBsAg1:32。而后到医院进一步化验乙肝五项有四项阳性,故来诊治。

症状:食少、腹胀大,平素不喜食蔬菜水果。

体征:身体消瘦,腹大青筋,右肋下压之不适。

化验检查:1995 年 3 月 31 日翼城县人民医院查乙肝五项指标显示 HBsAg(+)、HBeAg(+)、抗-HBe(+)、抗-HBc(+)为大三阳。

诊断:慢性活动性乙型肝炎。

治疗:使用小艾炷直接灸法。取穴:身柱,只此一处,教会家长回家自灸。配合少量中药健脾和胃。

7 月 22 日复诊,治疗 3 个月后面色、气色明显改善,活动量加大,食欲增加,可进食少量蔬菜水果。腹部青筋消失,肝区仍有叩、压痛,继续使用灸法。

1996 年 2 月 4 日复诊。共治疗 10 个月,症状完全消失,体征已恢复正常,活泼好动,食欲旺盛,精力充足。

按语:本例患者因其母患乙肝,出现症状后化验为大三阳,该患者素来食欲不佳,营养不良,故患病后,症状明显。

使用小艾炷直接灸身柱后,得到很好的调整。考虑其体质,嘱咐继续施灸,间二三日灸身柱一次,以促进其发育成长。

医案 47

张某,女,9 岁,山西省侯马市供电局职工子女,1995 年 5 月初诊。

主诉:祖母代述近 1 个月来急躁易怒。

病史:患者 1 个月来自汗、乏力、腹部胀满,在临汾地区医院化验肝功不正常,乙肝五项为小三阳。曾服用肝泰乐、联苯双酯、齐墩果酸、乙肝宁,并输丹参注射液、强力宁注射液等。疗效不佳,遂来求诊。

症状:精神差,结膜苍白,急躁易怒,疲乏无力,自汗,腹部胀满。

体征:双手见肝掌,肝区有明显叩痛,形体瘦小。

化验检查:临汾地区医院查肝功能 GPT100U,Y-GT160U,乙肝五项 HBsAg(+)、抗-HBe(+)、抗-HBcIgG(+)为小三阳。

诊断:急性乙型肝炎。

治疗:使用小艾炷直接灸法。取穴:肝俞、身柱。划经点穴,每日来诊所灸疗。少量中药配合。

治疗 1 个月后,症状逐渐改善。共治疗 3 个多月,食量加大,精力充足,腹部无胀满感,情志顺畅,结膜血色正常,无自汗等症状。体征也完全恢复正常,化验肝功无异常,乙肝五项全部阴性,达到临床治愈。

按语:本例患者年龄较小,对灸法敏感,故很快乙肝放免五项转阴,其余症状、体征均已消失,为巩固疗效,促进生长发育,间隔 2～3 日灸身柱穴一次。

医案 48

尹某,女,24 岁,山西省太原市娄烦县某单位职工,1995 年 7 月 29 日初诊。

主诉:乏力、肝区痛 2 年余。

病史：1993 年 2 月出现纳差、失眠等症，化验乙肝六项为大三阳。在某处用中药 30 剂不效，又服云芝肝泰 1 年余，再服乙肝宁冲剂 3 个月效果欠佳。近来口苦、口干、恶心，经人介绍不远千里来诊。

症状：精神萎靡，疲乏无力，腹部胀满，自觉肝区不适等。

体征：面色㿠白，右胁下叩、压痛，体重下降 10 余斤（由 118 减至 105 市斤），舌边红，脉沉弦。

化验检查：1994 年 11 月 28 日，太原传染病医院查乙肝六项化验指标显示 HBsAg（＋）、HBeAg（＋）、抗-HBc（＋）为大三阳。

诊断：慢性活动性乙型肝炎。

治疗：使用小艾炷直接灸法。取穴：肝俞、脾俞，划经点穴教会其母在家灸治。配合中药疏肝健脾。

9 月 17 日，治疗两个月后效果明显，各种症状基本消失。曾嘱咐应继续灸治，失去联系。

1998 年 10 月 28 日，再次来诊。三年前见病情好转，自行停止治疗。于近来生气、劳累后见肝区自发痛、厌油、易感冒、大便干、恶心（疑怀孕）、巩膜黄染、轻度贫血，肝区有叩、压痛。10 月 23 日太原传染病医院查肝功基本正常，乙肝放免系列 HBsAg（＋）、HBeAg（＋）、抗-HBc（＋）、抗-HBcIgG（＋）、抗-HBcIgM（＋）、Pre-S2Ag 仍为大三阳。B 超显示正常。仍用小艾炷直接灸肝俞、脾俞两穴。后电话证实怀孕，继续治疗。

1999 年元月 15 日来电话，又灸治 3 个月。自觉症状完全消失，精神、饮食均佳，仍在休息没上班。嘱咐坚持灸治，以后未再联系。

按语:本例患者1995年初诊时经2个月的治疗,各方面均已渐愈,自动停灸,经历3年没有出现明显症状。怀孕后又生气、劳累故症状加重,又来诊。经3个多月的治疗,便一切正常,为巩固疗效,嘱咐坚持间断施灸。

医案49

李某,女,26岁,山西省侯马市路东某厂职工,1995年9月30日初诊。

主诉:乏力半年余。

病史:半年前因自觉乏力、肝区痛去医院检查,化验乙肝放免有两项阳性,曾用西药治疗,感冒后症状加重,十分痛苦,闻名来诊。

症状:面色㿠白,自觉疲乏无力,肝区疼痛,食欲减退。

体征:巩膜稍黄,肝区有明显叩、压痛,舌苔白,脉细弦。

化验检查:乙肝六项中HBsAg(+)、HBeAg(+)。

诊断:慢性活动性乙型肝炎。

治疗:使用小艾炷直接灸法。取穴:肝俞、脾俞,划经点穴,每日一次。少量中药配合。

每日来诊所灸治。一个月后症状减轻,食欲增加,精神及心态均好转,灸法改为隔日一次。嘱咐注意休息,加强营养。

1996年4月复诊。共治疗6个多月,已无疲乏感,自觉有力,肝区叩、压痛消失。食欲旺盛,精力充沛,因不在意,以后未做化验检查。

1997年10月29日随访,一切正常。

按语:本例患者年轻,体质尚可,加之每日来诊所与医生配合灸治,很快便见到疗效,灸治半年后症状便完全消失,体征恢复正常。可惜以后未再化验,1997年随访仍然健康。

医案 50

张某,男,33 岁,某厂职工,山西省侯马市西新城人,1995 年 10 月 8 日初诊。

主诉:肝区不适 2 月余。

病史:1990 年曾患急性黄疸性肝炎,当时经侯马市中心医院治疗一月余,已痊愈。近两个月来自觉干活异常疲乏,故来我处就诊。

症状:口苦、口干,每日食后自觉肝区不适,神疲乏力。

体征:舌质红、苔薄白,舌边齿痕,脉弦,肝区压痛(+),叩击痛(+)。

化验检查:1995 年 9 月 30 日侯马市人民医院,查乙肝六项 HBsAg(+),抗-HBs(-),HBeAg(-),抗-HBe(+),抗-HBc IgG(+),抗-HBc IgM(+),为小三阳。

诊断:慢性乙型肝炎活动期。

治疗:使用小艾炷直接灸法,灸肝俞、足三里,划经点穴教会方法,回家灸治,每日一次。配合少量中药。

灸疗 22 天后复诊,口苦及肝区不适明显减轻,但仍有乏力,近日又感到胸痛咳痰。10 月 27 日 X 线片显示,胸廓对称,两肺门阴影增大,两肺纹理增粗及紊乱,为支气管感染。同日化验乙肝六项:抗-HBe(+),抗-HBc IgG(+),其余均为阴性。嘱咐坚持使用灸法,配合中药止咳化痰,控制感染。

治疗 9 个月后,口苦、口干、胸痛、咳嗽等症状完全消失，肝区已无不适感，一如常人。

1998 年 4 月 10 日侯马市人民医院化验，乙肝六项全部阴性。

按语：本例患者有耐心，遵医嘱，长期持续灸疗。故最后乙肝六项全部转阴，且精力充沛，正常工作。2006 年提升为干部。

医案 51

马某，女，29 岁，1995 年 10 月 22 日初诊。住侯马平阳机械厂家属院。商人，身体健康，经常外出进货。近两个月胃部不适，恶心、呕吐，经平阳医院检查，肝功能异常，服药 6 天无效。后又到 289 医院诊断并住院治疗 1 月余，症状稍减轻，肝功能仍不正常，乙肝六项小三阳，经人介绍来我所就诊。面色青黄，巩膜发蓝，疲乏无力，一副病态形象。

主要症状：纳差，食后恶心、腹胀，肝区疼痛，脾气急躁。体重 56 公斤，小便少、大便干，肝区叩痛（＋＋＋），压痛（＋＋＋）。颈部两侧蜘蛛痣三个，脉弦、舌质红、苔薄黄。

治疗：直接灸法，取穴：肝俞、脾俞、足三里。麦粒大艾炷，每次 7～9 壮，每日 1 次，以后在家自灸，也常来我所施灸。在治疗过程中，病人曾经历两次煤气中毒，还有一次洗澡烫伤，但仍坚持施灸。1996 年 2 月 10 日来诊时，精神状态良好，恶心、呕吐已止，饮食增加，面色红润，体重增加 10 公斤。1996 年 6 月 5 日检查肝功能正常，乙肝六项 HBsAg（＋），余（－），自觉一如常人。无不适感，蜘蛛痣、肝区叩痛、压痛均消失。以后该病人时常来复查，情况均正常。偶尔发生肝火上炎，服清肝利胆小剂量中药，即行平复，正常工作，经营商业。

按语：由于经营比较劳累，经常出外，饮食不节，偶有小恙就打针、输液，患上乙肝。经治效果较差，思想压力大，悲观失望，情绪低落。

自用灸法以后，不断做心理工作，虽经三次挫折，仍能坚持施灸，历经 9 个月故能收到良好效果。

医案 52

李某，男，18 岁，山西省侯马市常青村人，1995 年 11 月 24 日初诊。

主诉：乏力、消瘦 4 年余。

病史：患者 12 岁时曾患肝炎（怀疑甲肝），打针、服中药 1 个月而愈。1994 年参加征兵体检，化验乙肝六项发现 HBsAg（＋），又于 1995 年再参加征兵化验乙肝六项为小三阳，而来就诊。

症状：轻度乏力、纳差、食后胀满，精神差，面色黯，无光泽。

体征：左手背后溪穴处有一蜘蛛痣，肝区叩痛明显。消瘦，身高 174cm，体重 98 市斤。舌红多裂纹，脉细。

化验检查：1995 年征兵化验乙肝六项指标显示 HBsAg（＋）、抗-HBe（＋）、抗-HBc IgG（＋）为小三阳。

诊断：慢性迁延性乙型肝炎。

治疗：使用小艾炷直接灸法。取穴：肝俞、脾俞，划经点穴教给其母在家灸治，每日一次，每穴 7～9 壮。配合少量中药健脾和胃。

1996 年元月，经过近 3 个月的治疗后，乏力消失，食欲增加，面色改善，精力充沛，剑突下叩痛消失，灸法改为隔日一次。

1996 年 5 月,共治疗 6 个多月,体重明显增加,体质健壮,蜘蛛痣消失,无任何不适表现,复查乙肝六项指标同前。停止治疗,进行观察,注意劳逸结合,加强营养。

1997 年 5 月随访,已参加强体力劳动,未有肝炎证候出现。嘱其可以再化验,以后未再联系。

按语:本例患者 12 岁时曾患肝炎,1994 年查表面抗原阳性,未作治疗。次年又查乙肝六项小三阳,因此未能参军,身高 1.74cm,体重只有 98 市斤。

使用直接灸法治疗 6 个多月后。虽化验乙肝指标未变,但体质得到明显改善,体重增加,精力充沛。正常参加劳动,一切如常。

医案 53

张某,男,14 岁,山西省忻州市人,其父在忻州市某粮食储备库工作,1995 年 12 月 30 日初诊。主诉:其父代述,乏力、厌食 1 年余。

病史:患者出生 8 个月时曾患脑膜炎。1 年前经常感冒,用输液治疗,反复多次以后,出现乏力、厌食油腻、恶心、腹胀、嗜睡等症,近 1 个月来上述症状加重,并见小便黄。闻名来诊。

症状:面色微黄,疲乏无力,无精打采,厌食油腻,恶心腹胀。

体征:舌体胖大、边红,舌根黄厚腻苔。肝区压痛、叩痛,肝大肋下 1 指。

化验检查:1995 年 12 月 23 日,在忻州地区人民医院查乙肝五项指标显示 HBsAg(＋)、HBeAg(＋)、抗-HBc(＋)为大三阳。肝功:TTT6U,ALT33U,T72g/L,A40g/L,TBIL 8.3μmol/

L,DBIL 1.3μmol/L。

诊断:慢性活动性乙型肝炎。

治疗:使用小艾炷直接灸法。取穴:身柱、肝俞、脾俞,划经点穴,教会家长在家灸治。配合中药疏肝解郁,清热利湿。

1996年2月6日,治疗2个月后饮食正常,食后胀满消失。无疲乏感,精神很好,肝区无自发不适,跳跃也不觉痛,继续灸疗。

1996年7月初其父带他来复诊。经过6个多月的治疗,各种症状均已消失,体征已恢复正常。体重增加6～7市斤,经医院化验乙肝五项复制指标转阴,达到临床治愈。其父代他人咨询乙肝问题,一一答复,非常满意,再三感谢辞别而去。

按语:本例患者8个月时曾患脑膜炎,虽经治愈但体质瘦弱,又经常感冒,免疫力低下,出现乙肝症状后查体见大三阳,肝大。

经直接灸身柱、肝俞、脾俞等穴,症状、体征很快改善,体重亦见增长,最后一切正常。可见小儿灸身柱穴不仅治疗疾病还能改善体质,促进生长发育。

医案 54

王某,女,24岁,未婚,山西医学院毕业,在诊所实习,住址:侯马市程王路,1996年3月10日初诊。

主诉:乏力,纳差一周余。

病史:以前曾患过甲型肝炎,但已治愈。

症状:近一周来,感到疲乏无力,食欲不佳,有时伴口苦、口干,头晕,头面部及周身有散在性丘疹而且发痒,身寒怕凉三四年。

体征：面色无光泽，脉沉数，舌稍红、无苔、有齿痕、舌根黄。肝左叶叩之有不适感，身高 1.55 米，形体瘦弱。

化验检查：乙肝六项为 HBsAg（＋），抗-HBs（－），HBeAg（＋），抗-HBe（－），抗-HBc IgG（＋），抗-HBc IgM（－），为大三阳。

诊断：活动性乙型肝炎。

治疗：使用小艾炷直接灸法。划经点穴，灸肝俞、脾俞、足三里，配穴：期门、太冲。初灸每日一次，以后间日一次，中药配合清肝利胆，调理脾胃。

自此每日在诊所灸治，治疗 18 天后，食欲改善，饭量增加。

共治疗 6 个月，体重增加至 120 市斤，皮肤白细有光泽，精力旺盛，疲乏感消失，每日骑车往返 10 里路，并无劳累困顿感，乙肝六项化验为小三阳。

于 1997 年 11 月结婚，两年后生子。

按语：该患者因体质纤弱，阳气虚，形寒怕冷，免疫力不足，故患乙肝较为严重。幸能遵医嘱，积极配合。故治疗半年后所有症状体征均已消失。精神饱满，容光焕发，心情愉快，以后结婚生子，上班工作也一切正常。

2008 年春节访问，现在某医院做病理工作。毫无病容，一切正常，唯身体仍然清瘦。

医案 55

李某，女，22 岁，大学生，1996 年 9 月 1 日就诊。患者自述一年多来头发脱落，经中西药治疗不见好转，日渐加重，经详细询问，平时有轻度乏力，食后胀满，厌油。

查体:面色白无华,头发稀少、干燥,舌质淡苔白、有齿痕,脉弦细,肝区有明显的叩痛、压痛。怀疑肝炎,化验取证,结果乙肝六项为 HBsAg(十),抗-HBc(十),抗-HBc IgG(十)。

诊断:慢性迁延性乙肝。

治疗:用直接灸法,穴取肝俞、脾俞。用极细之艾绒做麦粒大小之药炷,每穴 7 壮,前 1 个月每天 1 次,以后隔日 1 次,灸 2 个月后症状体征消失。精力充沛,双腿有力,新头发已长出,继续治疗 4 个月后,化验乙肝六项为抗-HBs(十),随访 1 年未复发。

按:"发为血之余","肝藏血、肾主发",肝肾同源,故肝炎可引起脱发。现代医学认为乙肝是目前一大顽疾,无特效药物,以免疫功能低下为主,灸法能提高免疫功能,是经科学验证的,肝俞穴与肝脏直接相关,通过经络传导,直接作用于肝脏,是药物所不能及的。"见肝之病,知肝传脾,当先实脾","脾为五脏之母",因取脾俞,相辅相成。乙肝引起的脱发,直接治肝,肝病愈,头发自然长出。

医案 56

蒲某,女,50 岁,山西省阳城县某单位领导,1996 年 10 月 11 日初诊。

主诉:1990 年心脏手术后多次输血,感染丙肝。

病史:风湿性心脏病多年,于 1990 年 4 月在山西省人民医院做心脏手术发生休克,立即开胸改为二尖瓣狭窄扩张术。术后输血一月余,20～30 次,感染丙肝。此后经常服用复方丹参片、地高辛、阿司匹林及中药强心利尿剂等。

症状：疲乏无力，不易入睡，睡后易醒，厌食、食后腹部胀满，肝区痛。

体征：听诊心脏杂音明显，下肢有轻度可陷性水肿，肝大两指，肝区叩痛，舌绛红，脉象细数。

化验检查：多次经太原、阳城、侯马等地医院检查，B超显示肝大、肝硬化、肝功正常，乙肝（一），丙肝（＋）。

诊断：慢性丙型肝炎，肝硬化。

治疗：使用小艾炷直接灸法。取穴：足三里，划经点穴教会自灸。配合中药柔肝健脾。嘱咐应注意休息，勿过劳，用药勿繁杂，能减则减，调整饮食，心理放松。

11月19日治疗一个多月后，睡眠深沉，下肢浮肿消失，饮食好转，食欲增加，胀满显著减轻。肝仍叩痛，纠正足三里，加灸肝俞穴。

1998年2月13日复诊。自云1997年5月前曾赴香港、澳门、福建考察，约20天平安归来。8月至9月20多天，在东北日夜奔走行程近万里。又于10月底乘火车、汽车、飞机等交通工具，行于宜昌、四川、重庆、昆明等地20多天，旅途劳累，仅见下肢有浮肿。面部有光泽，头发明亮，肝未触及，化验丙肝仍阳性。

按语：本例患者因心脏病手术大量失血，极度衰弱，多次输血感染丙肝。经多方治疗，5年来肝炎症状未见明显改善，使用直接灸法后，病情逐渐恢复。灸疗8个多月后，有三次20多天的远程旅行均平安归来，且症状仍在好转。到1998年2月治疗一年半后，各方面情况稳定，精神状态佳。建议可间断施灸，以长久保健。

以上说明灸法能调整免疫功能，对丙肝也有明显疗效。

电话访问,患者于 2008 年 3 月因心脏病发作,经阳城某医院抢救无效去世,使用灸法后又生存了 12 年。

医案 57

黄某,男,19 岁,河北省定县人,高中学生,1996 年 10 月在定县初诊。

主诉:精神不振,昏昏欲睡。

病史:近一个多月以来,萎靡不振,影响正常生活学习,故前去医院诊治。经化验肝功能不正常,乙肝五项为大三阳。本所医生前往定县出诊时,经人介绍就诊。

症状:精神萎靡,疲乏无力,脸色青黄,食欲不振,食后胀满,恶心呕吐,心慌。

体征:肝区叩痛、压痛。

化验检查:经医院查肝功能不正常,乙肝五项指标显示 HBsAg(+)、HBeAg(+)、抗-HBc(+) 为大三阳。

诊断:慢性活动性乙型肝炎。

治疗:使用小艾炷直接灸法。取穴:肝俞、脾俞、足三里,每日一次,划经点穴教给其母回家灸治。配合中药疏肝、益气、健脾。

1997 年 1 月,其母来电话,经过 3 个多月的治疗,诸症消失,精神旺盛,睡眠改善,气色佳,食欲好,呕吐、腹胀消失。临床治愈,为巩固疗效建议再灸一个疗程(3 个月)。

按语:该患者因年轻加之其母认真配合,灸治 3 个多月便已临床治愈。一年后,其同学另一肝炎患者来信云,他已健康正常求学。

医案 58

穆某,男,28 岁,工人,山西省霍州市辛置镇人,1997 年 9 月 3 日初诊。

主诉:乏力、恶心 3 年余。

病史:患者 3 年来一直有轻微症状,不影响工作,故没在意,未曾治疗,近日症状加重而来就诊。

症状:疲乏无力,头晕脑胀,恶心纳差,面色青黑无光泽,精神欠佳。

体征:肝区有明显的叩痛、压痛。

化验检查:乙肝六项指标为抗-HBe(+),抗-HBc IgG(+),其余阴性。

诊断:慢性迁延性乙型肝炎。

治疗:使用小艾炷直接灸法。取穴:肝俞、足三里。划经点穴,教会家属方便在家灸治。少量中药配合。

9 月 29 日经过 20 多天的治疗,乏力、头晕、恶心等症状减轻,面色亦有改善。腹部触诊柔软,肝区叩、压痛减轻,有信心灸治。纠正肝俞,加灸脾俞穴。嘱咐坚持使用直接灸法,应劳逸结合,注意养生,严禁烟酒。

1998 年 3 月 9 日,治疗半年后,饮食恢复正常。仍有肝区叩痛,偶觉头沉重感,舌胖大,有裂纹。症见肝胆有湿热,配合少量中药,清热利湿。灸法改为每周 2～3 次即可。

1998 年 7 月 28 日复诊,经过 11 个月的治疗,所有症状均已消失,以前容易感冒,现已健康,体重恢复,正常工作。1998 年 6 月 28 日霍州市人民医院化验乙肝五项,只有 e 抗体阳性。

按语:该患者发病时间较长,且又未做积极治疗,加之有烟酒嗜好更加损伤肝脏功能。配合医生,长期灸疗取得明显疗效。最后症状消失,体征正常,乙肝放免有明显改善,仅 e 抗体阳性,各项指标充分表明该患者已临床治愈。

医案 59

贺某,女,32 岁,山西省侯马市人,1997 年 9 月 7 日初诊。

主诉:乏力、食欲不振。

病史:出现症状 2 月余,曾在别处按胃病吃药、输液治疗不效,故来诊。

症状:疲乏无力,恶心,食欲不振,口苦、头痛、头晕,面色青黑无华,眼周黑。精神萎靡不振,头发干枯无光泽。

体征:肝区压之不适,叩之觉痛。消瘦,近来体重减少 15 市斤(体重原 120 市斤),舌红无苔,脉细。

化验检查:乙肝五项抗-HBs(+),其余阴性。

诊断:慢性迁延性乙型肝炎。

治疗:使用小艾炷直接灸法。取穴:肝俞、脾俞、足三里。划经点穴,教会家人在家灸治。配合中药疏肝解郁。

9 月 17 日复诊。治疗 10 天后头晕、头痛、乏力、恶心等症状均减轻。食欲增加,体重停止下降,继续治疗。

10 月 17 日,治疗 40 天后,患者自觉良好,面色、头发、眼周青色均变化很快,好转明显,其他症状已消失。精神情绪良好,已上班工作。12 月 12 日经过 3 个多月的治疗,症状、体征均已消失,面色有光泽。乙肝放免检查未变,表面抗体仍然阳性,临床治愈。

按语:本例患者,两次放免检查仅仅是表面抗体阳性,但症状、体征非常明显,灸治3个多月症状、体征完全消失,达到临床治愈。这种情况非常少见。

医案60

周某,女,26岁,农民,山西省闻喜县礼元下寨村人,1998年5月12日初诊。

主诉:乏力、腹胀。

病史:患者1年来经常感冒,不易康复。因产前10天(1998年3月20日前后)发现全身皮肤发黄,眼球黄,小便黄,去某医院化验表面抗原阳性,当时医院给输10支强力宁等药物。4月9日化验肝功不正常,产后输液数次。后经人介绍来诊。

症状:黄疸明显,面色、眼球均发黄,疲乏无力,食后腹胀,有时口苦、口干,大便溏薄,自觉肝区痛,出虚汗。

体征:肝区左、右叶压痛、叩击痛,舌体胖大,贫血。

化验检查:1998年5月6日经541医院查HBsAg1:64,侯马市人民医院查乙肝六项指标显示HBsAg(＋)、HBeAg(＋)、抗-HBcIgG(＋)为大三阳。

诊断:产妇活动性乙型肝炎。

治疗:使用小艾炷直接灸法。取穴:肝俞、脾俞。划经点穴,教会其家属自己灸治。配合中药健脾益气,清肝利胆。

5月30日治疗18天后,口苦消失,腹胀减轻,出汗减少,肝左叶叩、压痛减轻。

7月15日,治疗2个月后化验:TTT6U,

GPT19U/L,乙肝五项全部阴性。为巩固疗效建议坚持隔日一灸,灸足6个月,以防复发。

至10月18日,共灸治6个多月。面色红润有光泽,症状、体征完全消失。一切情况均优,停止治疗。

按语:该患者在围产期体质虚弱,又感染肝炎出现黄疸,经用灸法治疗两个月,乙肝五项便全部转阴。为了巩固疗效,嘱咐坚持使用灸法,加强营养,适当休息。

最后病人一切稳定,正常生活,未见反复。

医案61

孟某,女,34岁,山西省侯马市某局职工,1998年5月16日初诊。

主诉:自觉肝区疼痛。

病史:1985年上大学入学时体检发现HBsAg(+),未作治疗。以后结婚生一女孩,已9岁,母女健康。近来感觉肝区疼痛,前来就诊。

症状:疲乏无力,经常感冒不易好转,面色萎黄、无光泽,头发干燥。有时口干、口苦,食后胀满,情绪易怒,经常腰困,双腿沉重无力,经常便秘。形体消瘦,身高1.65米,体重由126市斤下降到106市斤,不能做体育活动。

化验检查:1998年5月12日侯马市人民医院查乙肝六项:HBsAg(+),HBsAb(-),HBeAg(-),HBeAb(+),抗-HBc IgG(+),抗-HBc IgM(-),为小三阳。

诊断:慢性迁延性乙型肝炎。

治疗:使用小艾炷直接灸法,灸肝俞、足三里,划经点穴,每日一次。配合中药疏肝健脾。

自此每日来我处灸治,20多天后便见气色好转,颜面有光泽,饮食睡眠有所改善,腰困减轻,肝区自发痛消失。灸法改为隔日一次。

1998年10月29日复诊,经过近6个月的治疗,已无疲乏感,口干、口苦消失,情绪稳定,二便正常。头发乌黑有光泽,体重恢复,整体免疫力提高,未曾感冒,嘱咐继续在家灸治。

1999年3月12日复诊,共治疗10个月,神清气爽,光彩照人,故就此结束治疗。2006年曾于路上相遇,见气色好,精神佳,工作照常且兼任业余篮球教练。

按语:本例患者入学时只有HBsAg(十),未经治疗。以后由于体质下降,免疫力不足逐步发展为小三阳,一切肝炎病象全部出现,大病一场。后在我处接受灸治10个月,由于取穴准确,心理压力得到释放,所以疗效非常稳固,虽然最后并未化验指标,但自治愈后10多年来未出现任何异常。

医案62

汪某,男,17岁,河北省定州市人,学生,1998年7月10日初诊。

主诉:发现乙肝5年多。

病史:患者5年前因体格消瘦,化验肝功能,发现澳抗阳性,又化验乙肝五项为大三阳。听人说不碍事,故只服用了乙肝宁和益肝灵4个月。后不断出现感冒、恶心、疲乏、口苦、便干等症状,家人没有在意,只知道加强营养。今年又化验乙肝放免,仍是大三阳。邀本所医生出诊定州,而就诊。

症状:面部痤疮,背部丘疹,纳差、乏力,记忆力减退,出虚汗、口干、腰困、大便秘结,小便黄,易急躁。

体征:面色青黄,巩膜发蓝,肝区叩、压痛,肝脾区有跳跃振动痛,身高 1.70 米,体重 106 市斤。舌胖大、边红、有裂纹,脉弦数。

化验检查:1998 年 6 月 10 日经定州市人民医院检验乙肝六项指标显示 HBsAg(＋)、HBeAg(＋)、抗-HBc(＋),为大三阳。

诊断:慢性活动性乙型肝炎。

治疗:使用小艾炷直接灸法。取穴:肝俞、脾俞,划经点穴,教给其母在家灸治。配合少量中药疏肝健脾,嘱咐停止踢足球,应多休息,加强营养,勿过劳累。

1998 年 7 月 27 日,电话反映情况,治疗半个月,食欲增加,大便不干了,精神好,继续灸疗。

1999 年 10 月 15 日,其祖父汪先生来函,历经 15 个月症状完全消失,体征恢复正常,个子长高了,身体结实了,只化验乙肝五项未变。

按语:本例患者 5 年前初查乙肝即为大三阳,但因对此病不了解,疏忽大意,未曾认真治疗,症状加重后才引起重视。经灸疗后,二便正常,体壮有力,面色红润有光泽,痤疮、皮肤丘疹消失。正常上学,精神状态良好,只是最后化验指标未变。2011 年 10 月 20 日,其祖父来信说,汪某毕业于湖北汽车工业学院计算机系,现在北京某有线电视台愉快工作,生活美满。

医案 63

姚某,男,15 岁,河北省定州市人,学生,1998 年 7 月 10 日初诊。

主诉:乙肝 6 年。

病史：曾患急性黄疸性乙肝，后黄疸消失，转为慢性活动性乙型肝炎，服用过乙肝丸、太和圣肝胶囊，吃过 3 个月的中药，效果不佳。本所医生到定州出诊，经人介绍就诊。

症状：盗汗、急躁、疲乏、口干口苦、腰困、小便有时黄，饮食、睡眠尚可。

体征面色黯黄，巩膜有血丝，眼周发青，肝左区叩、压痛，脾区叩、压痛。身高 1.50 米，体重 93 市斤。舌尖红，有裂纹，脉弦。

化验检查：1997 年 11 月 29 日，定州市人民医院检验乙肝五项指标显示 HBsAg（＋）、HBeAg（＋）、抗-HBe（＋）、抗-HBc（＋）。

诊断：慢性迁延性乙型肝炎。

治疗：使用小艾炷直接灸法。取穴：肝俞、身柱，划经点穴，教给家长在家灸治。配合少量中药。

1998 年 9 月 21 日，其母来函："……比以前胖了，有精神，有活力"。嘱咐加强营养注意休息。

按语：本例患者年小体弱，患病以来，一直服药未曾间断，经用灸法后，症状完全消失，体征恢复正常，且个子长高，身体正常发育与灸身柱有关。

医案 64

王某，男，20 岁，高中学生，河北省定州市人，1998 年 7 月 10 日初诊。

主诉：乏力明显，记忆力下降。

病史：以前症状轻微，近来临近高考，学习紧张，症状加重，正遇到本所医生去定州出诊，特来就诊。

症状：疲乏，睡眠质量差，反应迟钝，口舌干燥，情绪易激动。

体征：面色黯，右胁叩、压痛，脉细。

化验检查：1998 年 7 月 26 日，定州市人民医院检验乙肝五项显示 HBsAg（＋）、HBeAg（＋）、抗-HBc（＋），为大三阳。

诊断：慢性活动性乙型肝炎。

治疗：使用小艾炷直接灸法。取穴：肝俞、脾俞，划经点穴，教会家长在家灸治。配合中药疏肝健脾益气。

8 月 26 日来电，治疗 1 个月后症状明显减轻，已考上北京邮电学院，入学后不方便灸治，要求用药。嘱咐注意休息，加强营养，劳逸结合。

按语：该患者灸治一个半月后，因条件受限，停用灸法，又服一段中药，最后仍取得较好疗效。

医案 65

安某，男，40 岁，山西省阳城县某校教职工，1998 年 12 月 10 日初诊。

主诉：1998 年 3 月体检发现大三阳。

病史：自云前几年教师进修时体检未发现患此病，但素体弱经常感冒，所以打针、输液较多。1998 年 3 月体检，化验乙肝五项，发现大三阳，曾用西药有灭澳灵、肝泰乐、乙肝灵、维生素 C 及中成药丹参、4 个月的汤药。未见明显好转，闻名来诊。

症状：面色青黄，巩膜黄染，易急躁，口苦口干，脱发，自觉肝区轻度不适，有时腿困。

体征：舌质红、有齿痕、脉弦迟。身体消瘦，身高 1.7 米，体重 120 市斤。

化验检查：1998 年 12 月化验乙肝五项指标显示 HBsAg（＋）、HBeAg（＋）、抗-HBc（＋），为大三阳。

诊断：慢性活动性乙型肝炎。

治疗：使用小艾炷直接灸法。取穴：肝俞、脾俞。划经点穴，教给家属方便在家灸治，少量中药配合。

12月26日，治疗十几日后，口苦、饮食、睡眠较前好转，腿困也有所减轻，校正肝、脾俞穴位，继续灸治。

1999年4月17日复诊，共治疗6月余，从灸疗以后未再感冒，面色红润有光泽，饮食恢复正常，其他症状已消失，属临床治愈。嘱咐加强营养，重视休息。

按语：该患者发现乙肝后，经过中西医用多种方法治疗后，使用小艾炷直接灸法，改善体质，增强抗病能力，经治6个多月逐渐向愈。首先不再感冒，症状已完全消失，体征恢复正常。本例患者因路途遥远未再联系。

医案66

李某，女，33岁，农民，山西省绛县下柏村人，1998年12月24日初诊。

主诉：1997年底发现乙肝。

病史：患者曾患有肾炎，1996年发现肺结核，当即服用利福平、雷米封等药约一年半。后出现黄疸、恶心、疲乏，化验肝功不正常，乙肝五项为大三阳，服用中药、输液治疗转为小三阳，肝功正常，现结核尚未全部钙化。

症状：易感冒、疲乏，睡眠不安，多梦，脱发（＋＋），面色发青，巩膜黄染，口干，腰困（＋＋），紫癜。

体征：肝大肋下一指，肝左叶叩痛、压痛，脉弦迟,舌质红,苔薄。

化验检查:1998 年 11 月 10 日,查乙肝五项指标显示 HBsAg(+)、抗-HBe(+)、抗-HBc(+),为小三阳。肝功正常。

诊断:乙型肝炎,肺结核。

治疗:乙肝、结核同时治疗,使用小艾炷直接灸法。取穴:足三里、肝俞、肺俞。划经点穴,教会方法回家灸治。配合中药疏肝、健脾、益气。注意休息、营养、空气清新。

1999 年 4 月 20 日复诊,4 月 12 日化验肝功 TTT8U,GPT80U,TBIL10μmol/L,乙肝五项仍为小三阳。近期因到地里干活,故又出现腹胀、盗汗、腰困、周身肿,但气色尚红润,嘱咐注意休息,足三里重灸。

1999 年 6 月 9 日治疗半年后,面有光泽,腹胀、盗汗、周身肿均消失,肝脾叩、压痛(一),腹部柔软,肝脾未触及。麦季农忙能下地干活,嘱咐勿过重体力劳动,间隔长灸足三里。以后未再联系。

按语:本例患者曾患肾炎、肺结核,最后发现乙肝,此三者均可导致免疫功能低下。此例很可能是乙肝(原来不知道)引起的肾、肺并发症,日久体质虚弱,乙肝症状才明显出现。使用灸法半年来从未间断,最后症状消失,体征恢复正常,以后未再联系。

医案 67

赵某,女,36 岁,山西省侯马市某局干部,1999 年 5 月 30 日初诊。

1994 年因做乳腺手术时,化验检查出患乙肝小三阳,后到永济某医院治疗 2 个疗程(6 个月),

化验转为 HBsAg（＋），抗-HBc IgG（＋），但仍有明显症状。又经几家医院用西药治疗多次无效，无奈之际，由朋友介绍来诊。

症状：容易感冒，只要接触感冒病人后，很快就开始出现症状，而且不易康复。怕冷，疲乏（＋＋），每天中午必须休息，不然一日工作很难支撑，眼皮都感到劳累，头发干燥、脱落、无光泽，脾气急躁，记忆力下降，肝区有自发痛，面部有蝴蝶斑，饮食一般，食后胀满，口苦，舌质红，脉弦数。

化验为 HBsAg（＋），抗-HBc IgG（＋），肝功能正常，B超肝、胆、脾、胰未见异常。

体格检查：肝区叩痛（＋＋），压痛（＋＋）。

诊断：慢性迁延性乙型肝炎。

治疗方法：用直接灸法，灸肝俞、脾俞，每穴灸7～9壮，每日1次，教会其夫回家自灸，服用乙肝3号辅助治疗。

7月10日复诊时主诉：已灸40天，肝区自发痛、疲乏均明显减轻，睡眠、饮食均好于治疗前，从治疗至今没有感冒过。气色显红润，精神较好，对治疗效果甚是满意。

12月1日再复诊时，精神饱满，满面红光，头发有光泽，肝区无自发痛，睡眠佳，无疲乏感觉，自觉同正常人无异，体检肝区无叩痛、压痛。治疗结束时没有再化验，但自认为已健康，嘱其仍应以病毒携带者处理，注意养生，不时复查。

按：患者自体检出乙肝小三阳已历5年之久，虽经多次治疗，仍有明显症状，影响工作。经用直接灸法，仅半年临床基本治愈，惜未检查五项，估计不会完全转阴，仍应当心勿过劳，注意饮食卫生，防止复发。

医案 68

王某,男,19 岁,北京某高校学生,山西省襄汾县人,1999 年 8 月 16 日初诊。

病史:患者几年前经常感冒,在 2 个月前化验,乙肝五项发现为大三阳,服用过中药汤剂及中成药。疗效不佳,经人介绍来我处治疗。

症状:痰多,恶心,乏力,食欲不振。易怒,面色晦黯少光泽,舌边红,跳跃时肝区有下坠感。

体征:肝左叶叩痛、压痛。

化验检查:1998 年 8 月 9 日经襄汾县医院检查,乙肝五项大三阳,PCR HBV-DNA 阳性,肝功能正常。

治疗:使用小艾炷直接灸,灸肝俞、脾俞,划经点穴,教会家人回家灸治。配合中药祛痰化湿,益气健脾。

一个月后复诊,一般情况良好,症状有所改善。自述痰多,嘱咐仍直接灸肝、脾俞两穴。2000 年 2 月 26 日复诊,治疗 6 个月,现在食欲正常,无恶心疲乏感,口苦消失。二便正常,气色好转。脉弦,舌质红、苔白,无痰,头发有光泽,现在跳跃时,不觉肝区有下坠感。肝区柔软,无压痛、叩痛。

按语:本案患者因在北京上大学,未能和医生勤联系,但自己施灸 6 个多月仍取得较好疗效。抵抗力增强,未曾感冒。为了巩固疗效,嘱咐有条件可以养生保健灸。

医案 69

樊某,男,19 岁,山西省洪洞县赵城农村人,太原理工大学新生,1999 年 11 月 11 日初诊。

主诉:发现乙肝 2 个月。

病史:患者 1999 年 9 月份上大学检查乙肝六项,发现乙肝大三阳,令其休学一年。后又到太原市传染病医院复查,仍是乙肝大三阳,故来我处就诊。

症状:厌食油腻,疲乏(++),纳差,头发干燥、脱发,眠差。怕冷、面色青黄,巩膜黄染,皮肤干涩脱屑,面部有痤疮,大便一日三次。身体消瘦,身高 1.75 米,体重 118 市斤。自觉跑步时肝脾区不适。

体征:肝区叩痛(+++)、压痛(+++)、脾区叩痛(+++)、压痛(+++),跳跃时肝脾区振痛。

化验检查:1999 年 11 月 6 日太原市染病医院查乙肝六项:HBsAg(+)、抗-HBs(−)、HBcAg(+)、抗-HBc(−)、抗-HBc IgG(−)、抗-HBc IgM(−)、HBeAg(+)、抗-HBe(−)、Pre-S2Ag(+)、Pre-S2Ab(−)。

肝功能尚正常。

诊断:慢性活动性乙肝。

治疗:用直接灸法,灸肝俞、脾俞,划经点穴,教会其母在家灸治。配合乙肝 3 号,嘱咐特别注意休息,加强营养。

1 个月后复诊,气色较前有光泽,食欲好转,可以吃一点油及肉等。肝左叶压痛(+)、叩痛(++),跳跃时肝脾区不适感消失。嘱咐继续用灸法。2 个月后(2000 年 1 月 17 日)复诊,能睡能吃(一日 8 个馍、6 个蛋、3 碗菜)。疲乏消失,但活动过多感觉劳累。右胁部偶有压迫不舒感,内心情绪尚不稳定(与停学有关)。

5 月 20 日复诊体重增至 130 市斤(增加 12 市斤),口述 4 月份化验乙肝六项为小三阳。6 月 26 日山西三维集团公司医院检验乙肝五项 1 和 5 阳性。经过 8 个月治疗后精神饱满,面色红润有光泽,面部痤疮消失,饮食、睡眠佳。无疲乏感,二便正常,跑步时无不适感觉,皮肤光滑,头发乌黑发亮,肝区脾区无叩痛、压痛,脉象和缓有力。

2000 年 10 月亲自前来告知已经报到返校,心情愉悦,精神饱满,一切正常。

按语:本例患者是大学高材生,因入学体检而发现乙肝大三阳,能够积极配合及时灸疗,未过多耽搁学业,休学一年即复入学。2008 年 4 月随访就读浙江宁波大学,硕士研究生即将毕业。

医案 70

赵某,男,24 岁,山西省临汾市张礼村人,系第 30 医案葛某之子,1999 年 11 月 24 日初诊。

主诉:乙肝。

病史:4 年前,招工体检发现大三阳,一直正常工作,只有轻度症状,没有正规治疗,以后结婚。1999 年 10 月症状明显加重,而入住临汾市传染病医院用多种西药治疗 1 个月,经人介绍来诊。

症状:疲乏无力,腹部胀满,口苦咽干,胸闷(＋＋),怕冷,经常感冒,面部痤疮,眼球蓝色。

体征:舌质嫩红,肝区叩痛,左叶(＋＋),右叶(＋＋),脾区压痛。

化验检查:1999 年 10 月 23 日,襄汾县张礼乡医院查乙肝五项 HBsAg(＋)、HBeAg(＋)、抗-HBc(＋),为大三阳。肝功 GPT180U,总胆红素 $49.9\mu mol/L$。B 超显示肝脾大。

诊断:慢性活动性乙型肝炎。

治疗:使用小艾炷直接灸法。取穴:肝俞、脾俞,划经点穴,教会家属方便在家灸治。配合少量中药疏肝解郁。

12月3日,治疗10天后,腹胀消失,肝右叶叩痛减轻。坚定信心,持续灸疗。嘱咐注意休息,加强营养,调整心态。

2000年5月22日复诊,共治疗半年已无明显症状,体征也完全恢复正常。精神愉悦,心情舒畅,体重增加了十几斤。化验肝功完全正常,已临床治愈。

按语:本例患者患病时间较长,虽在初期未见明显症状,但肝炎病毒早已侵袭免疫系统,婚后症状加重。及至化验为大三阳,且B超已见肝脾大等症,用直接灸法,半年后已身体强壮,面色红润,一切如常。

2008年随访,十年来一直从事驾驶工作,现在身体健康。

医案 71

李某,女,54岁,山西省阳城县某公司职工,2000年5月14日初诊。

主诉:疲乏、急躁。

病史:因其夫患乙肝病故,于1999年化验乙肝五项为1、5阳性;B超检查肝硬化,腹水少量。在阳城人民医院、中医院均住院治疗许久。用过大量中药、西药,效果不明显,经人介绍来诊。

症状:疲乏无力,纳差失眠,面色萎黄,急躁,大便一日3～4次。

体征:血压145/88mmHg,形体清瘦,肝区叩痛,脾大能触及。下肢浮肿(一),心肺(一)。

化验检查:2000年6月6日B超显示:脾大,肋间厚4～5cm,肝脏缩小被膜不光滑,内部回声粗糙增强,肝静脉显示不清晰。腹腔内见中等片状液性暗区,胆囊壁增厚。肝功 TTT7U,表面抗原(＋)。

诊断:慢性乙型肝炎,肝硬化。

治疗:使用小艾炷直接灸法。取穴:肝俞、脾俞、水分、足三里。划经点穴,教会其女在家灸治。配合中药,疏肝健脾兼利水之剂。

7 月 25 日复诊,治疗一个多月后,各方面情况均有好转,坚定治疗信心,此后持续灸疗。

12 月 9 日来信,肝功转氨酶正常,乙肝五项中仍有一个阳性。

2001 年 4 月 5 日复诊。经过 10 个多月的治疗,现精神好,饮食正常,腹水消失,体重增加,一切情况均好。嘱咐肝硬化需长期治疗,灸法改为间日一次。

2002 年 5 月 27 日复诊。共治疗近两年,期间本所医生亲自去患者家中检查,一切良好,B 超显示正常。现生活完全自理,自觉无不适感。可以劳动做家务,饮食、睡眠、二便均好,体重增至 108 市斤。肚脐凹陷,无胀满、青筋、腹水等,精神、气色俱佳。嘱咐注意营养、休息,间断保健灸。

按语:本例患者已见肝硬化、脾大等较重症状,故灸法持续两年,最后症状消失,体重正常,临床治愈。为了巩固疗效,嘱咐其劳逸结合。

医案 72

李某,女,25 岁,山西省阳城县某公司职工,系第 71 医案李某之女,2000 年 5 月 14 日初诊。

主诉:乏力、消瘦。

病史:因其母患乙肝,自觉近来不适,经查两对半为大三阳,与其母同来就诊。

症状:面色晦黯,疲乏无力,食少纳差,自觉肝区不适等多种症状。

体征:肝区叩、压痛,形体消瘦。

化验检查:经医院查乙肝五项显示 1、3、5 阳性,为大三阳。

诊断:慢性活动性乙型肝炎。

治疗:使用小艾炷直接灸法。取穴:肝俞、脾俞、足三里。划经点穴,由其母女互相灸治。少量中药配合。

9 月 4 日复诊,经过 3 个多月的治疗,饮食增加,体重增长,逐渐丰满,自己为保持体形担心肥胖,而节制饮食。诸症明显好转,正常工作,不觉疲乏。化验乙肝五项为小三阳。嘱咐要保证营养,不必担心发胖。

12 月 9 日经过 7 个月的治疗,所有症状均已消失,体征早已恢复正常。化验单没有变化,但精神饱满,身体强健,一切如常。

2001 年 7 月 23 日,其母来信,此人仍然健壮,体重 110～120 市斤,正常上班工作。

2002 年 1 月 31 日,其母又来函云:现已生下大胖小子,体重 9 市斤。

按语:该患者年轻性急,治疗过程中反复多次化验,又因怕胖不敢多吃营养食物。岂不知肝炎患者,最需要情绪稳定,心态平衡,加强营养。

所幸患者年轻,体质尚可,故经过 7 个月的治疗,除乙肝五项仍为小三阳,其余均已正常。两年后生育,母子健康。

医案 73

石某,男,26 岁,山西省垣曲县汽修厂工人,2000 年 6 月 18 日初诊。

病史:1991 年因乏力、感冒去医院检查,发现患乙肝,肝功能异常,从此开始了漫漫求医之路。曾在太原等地服中药汤剂数百剂;襄汾吃中药丸 6 个月;垣曲医院输液,用肝宁乐等 2 个星期;服肝脾康 2 个疗程,用乙肝宁无效,花费上万元。病情时轻时重,经历 10 年之久,对治疗几乎没有信心了,后经人介绍来我所就诊。

现症:面色发青、灰黯、无光泽,巩膜发黄,头发干燥,疲乏(++),口干口苦,脱发,脾气急躁,易感冒,腰困,梦多,记忆力减退,小便黄,睡眠一般,饮食欠佳。

体检:肝区紧张,肝左叶叩痛(+++),压痛(++),肝俞、期门穴均有压痛。脉弦,舌胖大,质红有齿痕。

化验:肝功能麝香草酚浊度 12U,转氨酶 200U;总胆红素 38μmol/L;乙肝五项 HBeAg(+),抗-HBc(+),B 超检查:肝、脾基本正常。

诊断:根据以上诸症、体检、化验,诊断为慢性活动性乙型肝炎。

处理:①灸法,肝俞、脾俞,直接麦粒灸。给艾绒,教会回家自灸。②乙肝 3 号胶囊,每次 6 粒,每日 3 次。③中药剂 10 剂,茵陈、郁金、车前子、白茅根、生栀子、白术、云苓、生大黄、黄芩等,首先清肝利胆。④适当休息,绝对戒酒,多食蔬菜,少食肉,要常联系,不能间断治疗。

8 月 6 日来复诊时带来肝功能化验单,各项指标均有所下降,巩膜发黄减轻,主要症状有所改善,近时也没有感冒,精神、吃饭、睡眠均可,增强了治病的信心。

11月17日来复诊时讲:在此期间只感冒过1次,但比原来好得快。现在精力充沛,每天上午8点上班至晚9点左右下班,没有不舒服、疲乏的感觉。面色红润,头发有光泽,口干、口苦消失,肝区柔软,叩痛、压痛均无,脉象平稳有力。肝功能:麝香草酚浊度7U,转氨酶79U,总胆红素25.8μmol/L,乙肝五项仍是大三阳。

2001年2月23日来诊时精神气色均同正常人,没有任何自觉症状,体重恢复原状,肝功能正常。

化验:麝香草酚浊度7U,转氨酶25U,总胆红素10μmol/L,乙肝五项:HBsAg(+)抗-HBe(+)、抗-HBc(+)。

为巩固疗效,继续治疗3个月,乙肝3号仍用,但可减量1/3;灸法可隔日或每星期灸2次;还要注意休养,不可过量劳动,不可饮酒。

按:本案病程长达10年之久,用过多种方法无效,病人已绝望了。我们改为长期使用灸法,长达3个疗程共9个月,提高和调节免疫功能,是获效的主要原因。专用中药绝无此功效。因此,我们更加相信灸法。病人要有信心,坚持治疗,注意休养,戒酒,勿过劳累等亦为必要条件。

医案74

王某,男,28岁,山西省侯马市北堡人,计量局干部,2001年7月6日来我处复诊。

主诉:肝功能仍不正常。

既往史:因其父患乙型肝炎,于1999年5月自觉疲乏经市医院检查为大三阳,曾在本所治疗。其间症状均有改善,但因工作繁忙不能遵医嘱,又急于追求化验指标,致未足疗程转于他处治疗。曾在某院服速立特及中药 8～9 个月不效,转住天津某传染病院用肝立欣、肝炎灵、维生素 C、复合 B、金马肝泰等 2 个月无效。去西安用灭澳灵、肌酐 1 个月左右无果。又至天津某空军医院肝病科用胸腺肽、干扰素仍无效,故又来我处诊疗。

症状:现疲乏(＋＋＋),口苦(＋＋),性情急躁,常发脾气,腹胀便溏,腰腿酸困。

体征:巩膜黄染,面色青黄,身上时现丘疹。脉弦尺,舌胖大质红,苔白厚。肝右叶压痛(＋＋),叩痛(＋＋),肝掌(＋)。

化验指标:2001 年 7 月 5 日肝功:GPT(谷丙转氨酶)144U/L,GOT(谷草转氨酶)77U/L,AKP(血清碱性磷酸酶)99U/L,LDH(血清乳酸脱氢酶)170U/L,γ-GT(血清 γ-谷氨酰转肽酶)71U/L;B 超显示胆囊继发性病变,乙肝六项为 HBsAg(＋)、HBeAg(＋)、抗-HBc IgG(＋)。

诊断:慢性活动性乙型肝炎。

治疗:用直接灸法灸肝俞、脾俞,配合少量中药清肝利胆,调理脾胃。

自此在我处或在家中持续灸疗,配合乙肝 3 号。至 2002 年 2 月份治疗 6 个月,化验除谷丙转氨酶略高,其余各项指标已恢复正常。又坚持灸疗 3 个月,饮食、气色、二便皆佳,正常上班。嘱多休息,忌劳累,忌烟酒,饮食加强营养,生活起居要有规律。

因调外县工作停用灸法,数年来在浮山县工作,节假日往返侯马,精力充沛,一如常人。每逢春节来贺年,感谢治愈之情。

按语:本例患者开始在本所治疗,因情绪不稳、神志不定,又不遵医嘱,饮食不节,有吸烟嗜好。急于追求化验指标,要求速效,故未足疗程又辗转天津、西安多处求治仍无效,复又来本所接受灸法,历时9个月即达到临床治愈。用灸法治疗一定要有耐心,遵医嘱加强营养、注意休息、心态平衡,坚持下去才能收到良好效果。

该患者因急于求成,故欲速不达,辗转多处历时四五年,耗费精力,延误病情,浪费钱财值得借鉴。

医案 75

杨某,女,49 岁,河南省卫辉市某院门诊部医师(中、西医)。自 1970 年多次跟随谢锡亮教授在山西太谷针灸学校、襄汾县针灸学习班学习,正式中医针灸学徒结业。

2001 年 7 月 26 日晚 9 时来电话说:近 1 个多月患急性乙肝,用西药注射、服药、输液无效,日渐加重。现在不能工作,不能理家,卧床休息。食欲极差、恶心、时呕、疲乏无力,几乎不能支持。面色发黄,体重由 135 市斤下降至 110 市斤,愁烦、发怒,自以为此病难愈。化验数次(卫辉市人民医院,新乡医学院第一附属医院),均为大三阳,肝功能日渐减退,谷草转氨酶上升至 536.3U/L,谷丙转氨酶上升至 107.9U/L,总胆红素 64μmol/L。肝区自发痛、压痛、叩痛(＋＋＋),乏力(＋＋＋)。以后往来电话 7～8 次,已经绝望了,悲伤不已。

7 月 27 日早上发电话开处方:按急性乙肝处理,以清热解毒、清肝利胆治标,灸法治本。

（1）茵陈、茅根各 30g,杭芍、郁金各 12g,五味子 9g,云苓 15g,制大黄、柴胡各 8g,甘草 3g,栀子、虎杖各 10g(3～5 剂,小煎频服,因不能吃汤药,勿急,徐徐呷之)。

（2）艾绒 10g,嘱其直接灸肝俞、脾俞、足三里,每日 1～2 次,每次每穴各灸 9～11 壮。

8 月 10 日来电话:中药已勉强服 4～5 剂了,症状略见好转,食欲仍差,药难下咽。嘱加山药、焦三仙各 15g,改为 2 日 1 剂。以后频繁化验仍大三阳或小三阳,肝功能异常。但转氨酶已下降至几百,数据高低变化不定,勉励继续治疗。

8 月 25 日来电话:灸法坚持使用,汤药服 10 余剂,已可进食,生活自理,但精神仍疲乏。

11 月 25 日来电话:自以为痊愈,已能上班,乙肝五项小三阳或二阳、肝功能好转、转氨酶降至60～70U/L。坚持用灸法,乙肝 3 号,总计用 6 个月。

12 月 13 日来电话:一切正常,体重也恢复至135 市斤。

注意事项:仍应注意精神愉快,适当休息,加强营养。并根据其家庭、业务、个人性格,写一篇劝慰之词,减轻精神压力,调理心态平衡。

按:该病来势急骤,症状明显,属急性乙型肝炎,根据既往经验,仅凭几剂汤药,绝难收效如此之速,其中灸法起主要作用。可见急性病也能灸,而且多灸、连续施灸更好。

医案 76

郭某,男,52 岁,山西省阳城县某中学教师,2002 年 8 月初诊。

主诉:肝病多年。

病史：多年前便有轻微恶心、乏力等症状，后加重。在阳城县肿瘤医院查为肝炎、肝硬化，经人介绍来诊。

症状：纳差、厌油，疲乏、睡眠不好，肝区自发痛，夜间尤甚。

体征：眼球青蓝色，下肢浮肿，腹水少量，肝脾、肋下可触及，消瘦。

化验检查：阳城县肿瘤医院，查肝功不正常，乙肝放免有阳性指标，B超显示肝硬化，脾大。

诊断：慢性迁延性乙型肝炎，肝硬化。

治疗：使用小艾炷直接灸法。取穴：水分、肝俞、脾俞、足三里。划经点穴，教给家属在家灸治。配合中药柔肝健脾。

2002年10月18日来电，经治3个月，饮食、睡眠正常，二便通畅，无腹水，体重上升至120市斤，气色好，精力足。嘱咐肝硬化需长期灸治，灸法改为间日一次。以后未再联系。

按语：本例患者病情较重，病程较长，已经发展为肝硬化、脾大，其他症状也相当明显。使用灸法后，仅3个月即有大效，可见灸法之功神妙。嘱咐虽然症状、体征消失，但仍需间断施灸，以巩固疗效。

医案77

王某，男，19岁，高三学生，山西省侯马市人，于2002年9月来诊。

现症：患者修长而清瘦，精神欠佳。面色晦黯、无光泽，前额、两颊及胸前背部满生丘疹，状如青年性痤疮，此起彼落，色素沉着，黑斑与疹点相间，几乎无正常皮肤。这是肝外表现——皮肤病。眼球略黄,舌红、口干、口苦、脉弦、小便赤,心烦易怒,少气无力,动则气短,上楼更甚,中间要休息,才能登上二三楼。少食腹胀。其父母不惜一切代价,2年多来一直在市医院等处吃药、输液治疗中。花费逾万元但转氨酶仍在 200～600U 之间,长期不降,乙肝放免五项大三阳不变。早已辍学在家休息。独生子女,爱如掌珠,全家甚忧,几经传闻得知,来本所就医。

此症有虚有实,虚实夹杂,比普通乙肝难以处理。经研究先用茵郁汤(乙肝早期、急性期先用此汤清热解毒,一般不用),清肝利胆,改善肝功能;同时用强身降酶平肝丸药,清除乙肝病毒。直接灸法为主是我们治乙肝之法宝,提高免疫功能。每天让其母给灸肝俞、脾俞二穴四点,以上三法齐上。1个月后,转氨酶略有下降,为了精简用药,于是停止用茵郁汤,其余两法坚持照用。又2个月转氨酶几乎降至正常,五项大三阳仍然未变(根据经验预计9～12个月会有改变)。又3个月肝外之皮肤病丘疹消失,皮肤恢复正常。食欲增加,气色好转,活泼爱动,精力充沛,全家转忧为喜,在家复习功课,2003 年秋即正常复学,追补功课。

按:笔者治乙肝已 30 年,曾遇到多样病例,只有这位青年皮肤病重,肝功能长期居高不下,大三阳不变,在治疗过程中,我们和其家属一样担心。不断做思想工作,一直坚持下去才有此效果。医生治病盖以难矣,其中忧心风险,烦恼喜悦,非此中人不会有此体会。为医不易,病人也苦。医患同心同德,紧密合作才能收到良好效果,达到治病救人之目的。

从本案中更体会到灸法结合中药确能提高疗效。单用灸法在病情严重时,不敢放心完全依靠;如果单用中药不论汤液或丸剂绝无此迅速之效果。由此联想到乙型肝炎与艾滋病有许多相似之处，如果能用此两大方法防治艾滋病，也可能会有较为理想的作用，希有识之士留心，不可忽视民间秘验单方，不可忽视中医学这块伟大的瑰宝。

医案 78

王某，男，40岁，山西省侯马市老西街商人，2003年3月19日初诊。

患者3年前健康检查发现乙肝五项1和5阳性，没有症状，未治疗，但在精神上常有负担，因其两个兄长均死于肝癌。2002年12月上旬在广州进货时，出现纳差、恶心、腹泻，就近到医院按肠胃病治疗，输液用药，花费两千多元仍无效。回家后又到侯马289医院化验检查，肝功能正常，乙肝五项仍1和5阳性。经医院和私人诊所用中西医多种方法治疗均无效，心理负担极重，几乎不能支持，谈病色变，悲伤欲哭，表现无限忧愁，由其亲戚陪同来我所就诊。

现症：面色发黄，晦黯无光泽，肝性病容，眼球青黄、口甜、没有食欲，腹胀、纳差、恶心、厌食油腻（＋＋＋），疲乏（＋＋＋），急躁，头晕头闷，腰困。消瘦，体重148市斤（比原来下降15市斤），小便深黄色，大便每日1～2次。

腹诊：肝区胀痛，脾区不舒，脐上自发痛，脉弦，舌苔厚、质红。

因该患者有病史，而且有家族史，两位兄长均因肝癌去世，故建议再查肝功、甲胎蛋白等（乙肝五项近期才化验为1、5阳性，暂时不查）。

3月21日，侯马市人民医院化验，肝功：谷丙转氨酶 583μmol/L,谷草转氨酶 268μmol/L,谷酰转肽酶 230μmol/L,总胆红素 129.7μmol/L,直接胆红素 90.1μmol/L,甲胎蛋白＞25μg/L。

治疗方法:用麦粒大小艾炷直接灸足三里、肝俞、脾俞,每日 1~2 次,先在本所灸,然后教会其妻子在家自灸。每穴灸 7~9 壮,每日上午 11 点(巳时脾经值时),瘢痕控制在黄豆大小。辅以中药汤剂,清热解毒,清利肝胆,加上乙肝 3 号健脾胃。

4 月 3 日施灸治疗 12 天,侯马市人民医院化验,肝功:谷丙转氨酶 81μmol/L,谷草转氨酶 51μmol/L,谷酰转肽酶 148μmol/L,总胆红素 7.4μmol/L,直接胆红素 24.8μmol/L,甲胎蛋白＞20μg/L。患者吃饭有食欲了,精神、睡眠、气色、腰困等症状均好转,夫妻二人对治疗充满信心,按治疗方案继续治疗。

4 月 25 日,侯马市人民医院化验,肝功:谷丙转氨酶 36μmol/L,谷草转氨酶 3μmol/L,谷酰转肽酶 7μmol/L,总胆红素 7.4μmol/L,甲胎蛋白＜20μg/L。其妻如释重负,继续配合治疗。

10 月 13 日复诊时,患者精力充沛,症状消失,饮食恢复,一切情况如同常人。10 月 1 日时曾回山西永济探亲一星期,活动多,但无任何不适,患者要求停止治疗。

11 月 10 日,化验乙肝 1、4、5 阳性,但无任何自觉症状。2004 年 2 月 22 日来拜年,情况一切均好,体重 170 市斤。

附:

王某 2003 年化验结果对比

项目	3 月 21 日	4 月 3 日	4 月 25 日	正常值

谷丙转氨酶	583	81	36	0～40
谷草转氨酶	268	51	3	0～40
总蛋白	68.8	68.7	65.5	60～80
白蛋白	44.7	45.7	45.5	35～53
球蛋白	24.1	23.3	20.0	
总胆红素	129.7	47.0	7.4	5.1～19
HBsAg	＋	＋	－	－
甲胎蛋白	≥25	≥20	<20	<20

按语：该患者有家族史,长期病毒携带者,精神上有负担。春节前去南方,气候不适宜,忙于商务,饮食不节,劳累过度,引起肝病发作,病毒复制加快,诸症状一起出现。久治无效,心态不平衡,大有无望之忧。经多次讲解肝病防治常识,安慰情绪,配合治疗。前后施灸用药治疗6个月告愈,年终见面一如常人,体重170斤,精力充沛,但仍嘱勿过劳,节饮食,去烦恼,以防复发。

医案 79

常某,男,31岁,山西省翼城县南塘人,临汾市某局干部,2003年9月10日初诊。

主诉：两个月前吐血、便血,近期疲乏无力。

病史：1992年9月上大学入学体检时,发现乙肝小三阳。曾服用中药及其他各种疗法,经过长期治疗转为表面抗原阳性携带者,在当地参加工作。

2002年因工作成绩优异调入临汾市某局,不久感觉明显疲乏,经化验为大三阳。服用速立特8

个月,发生吐血而停用。2003 年 7 月 24 日晚出现吐血,一夜量约有 500ml,经临汾市人民医院检查为肝硬化、腹水、便血。

7 月 30 日专程北京各大名院诊治,没有确定有效方案。无奈返回临汾,经人介绍来我处灸疗。

症状:面色萎黄,头发干燥、脱落,疲乏无力,纳差,失眠,肝区痛,背部多发性皮疹。体重由 94kg 锐减到 83kg。

体征:肝左右两叶均有明显压痛、叩痛。

化验检查:北京佑安医院 8 月份查 DNA 4.06×10^7,乙肝六项显示大三阳。肝功 ALT(谷丙转氨酶)110U/L,AST(谷草转氨酶)78U/L。辅助检查、彩超和 CT 提示:肝硬化、腹水、脾大、胆囊炎、门脉栓子。肝右静脉异常,门静脉海绵样变性(2 型),门脉高压,左静脉扩张。

诊断:乙肝大三阳,肝硬化腹水。

治疗:使用小艾炷直接灸法,以提高免疫力,抑制病毒复制。取穴:肝俞、脾俞。划经点穴,教会家属方便在家灸治。配合中药疏肝解郁,健脾和胃。

治疗 10 多天后,患者精神饮食及睡眠有所改善。加灸足三里,并多次与其交谈,缓解其心理压力以配合治疗。10 月 5 日突然大量吐血,即去西安第四军医大学西京医院住院放入支架。

两个多月后,来我所复诊,DNA 与肝功能异常。症见口干、口苦,疲乏(+++),记忆力减退,身上痒,面色苍白。这说明支架只能防止出血,病毒复制仍然活跃,出血时加灸膈俞。

2004 年 2 月 10 日(治疗两个月),患者自觉精神状况明显好转,疲乏减轻,面色红润。睡眠质量好,饮食、二便佳。

8月7日(6个月后),其妻来述,7月3日开始上班,每日骑自行车或步行往返,未觉劳累,自觉很好。

2005年5月3日复诊,经过1年半的治疗,体重恢复至95kg,所有症状体征完全消失。继续间断使用灸法,因体内有支架,每日服阿司匹林100mg,偶尔牙龈少量出血。

按语:本例患者由十几年肝炎引起肝硬化门脉高压,导致血管破裂大出血,在西安放入支架只能防止出血。而乙肝病毒复制及一系列症状,还是靠灸法调控免疫功能,而收到效果。

2008年4月随访,用灸法至今已四五年。生效后一直正常上班,现体重已达100公斤,身材魁梧,只是每3~6个月要去西安检查一次支架,颇以为苦。

医案80

李某,男,18岁,山西省临汾市洪洞县赵城人,山西大学物理电子工程学院学生,因病休学,2003年10月7日初诊。

病史:2002年10月高考时体检,发现乙肝五项大三阳,11月份开始在山西临汾传染病院就诊,化验 HBV-DNA 2.4×10^4 cp/ml(正常值 1×10^3 cp/ml),开始服用贺普丁6个月,再次化验 HBV-DNA 4.8×10^4 cp/ml,效果不明显停药。2003年9月份化验 HBV-DNA 6.75×10^7 cp/ml,乙肝五项仍为大三阳,并伴有恶心、呕吐、上腹部堵胀、满闷等症状。在太原某医院就诊,服用灭澳灵15盒、肝泰乐3盒无效,至今花费近万元,病情没有得到有效控制,全家人为此愁眉不展,四处打听。

在其绝望之际,经友人告知,有亲戚在我所治疗此病,效果较好并治愈。因此于 2003 年 10 月 7 日,其母携患者带化验单来就诊。

症状:只见患者面色青黄、无光泽,面带愁容,头发干燥,皮肤粗糙,面部痤疮严重。厌油腻、恶心、呕吐,上腹部堵胀、满闷,食欲减退。体重 106 市斤,身高 1.70 米,睡眠差,思想压力大。

体征:肝区叩痛(＋＋),压痛(＋＋),肝区紧张,体瘦能看见肋骨。脉弦,舌质红、苔薄。

化验检查:太原 264 医院乙肝六项大三阳,肝功能正常,HBV-DNA6.75×10^7cp/ml,诊断为慢性活动性乙型肝炎。

治疗:使用小艾炷直接灸法,灸肝俞、脾俞,教会其母亲回去自灸。每日一次,每穴 7～9 壮,瘢痕控制在黄豆大小,辅以乙肝 3 号健脾胃。嘱咐休养方法,加强营养,心态宽宏,坚定信心,配合治疗。

12 月 6 日复诊,施灸两个月后,面部痤疮基本消失,饮食增加,每日要吃 4 顿饭,面色红润,头发有光泽,恶心、呕吐、厌油腻、腹胀闷等症状全部消失。睡眠也好了,肋骨看不见了,原来腰围 2 尺,现 2 尺 1,明显看出面带喜悦,对治愈乙肝充满信心,继续治疗。

2004 年元月 4 日复诊主诉:诸亲友邻里见面就说胖了,气色好了,个子也长高了,现 1.72 米。体格检查,肝区柔软,无叩痛、压痛,皮肤光滑。临汾传染病院化验 HBV-DNA3.18×10^7cp/ml,比来治疗前病毒复制指标降低了一多半,全家都为之欣喜,逢人就讲灸法效果好。

3 月 7 日复诊时,饮食良好,睡眠佳,大小便正常,精力旺盛,心情愉快,乙肝系列症状全部消失,一如常人。气色红润、有光泽,体重 127 斤,身高 1.74 米,当晚电话告知 HBV-DNA1.92 × 10^7 cp/ml。

按语:这位学生天赋高,学习成绩好,独生子,考入大学后又让休学,精神压力大,父母担忧之情,不言而喻。经治年余,不但无效,病情还在逐渐加重,化验大三阳不变,DNA 很高,岂不让医人愁烦。经用灸法治疗后仅仅五个月时间,变化之大令人惊奇。乙肝五项虽未化验,但从体征和化验 DNA 的剧变,可见其体内免疫功能增强之速,灸法之功盖不可忽视,若用于和乙肝相似的艾滋病岂能不效?2004 年 8 月 29 日由太原来电话告知:一切情况正常,在太原疾病控制中心检测乙肝六项,全部阴性。

医案 81

郭某,男,41 岁,侯马山西省建一公司下岗工人,以蹬三轮为生,2004 年 10 月 4 日初诊。

主诉:小便不畅。

病史:侯马市安定医院检查肝功能及乙肝五项诊为肝炎,经人介绍来诊。

症状:疲乏无力(++),口干口苦,恶心、厌油腻,急躁易怒,脱发,易感冒不易治愈。

体征:面色青黑,巩膜黄染,肝区叩、压痛,肝大肋下一指。舌质红,胖大有裂纹,脉弦长。

化验检查:侯马市安定医院查肝功 TBil 18.4μmol/L,AST 45U,ALT 55U;乙肝五项 HBsAg(+)、抗-HBe(+)、抗-HBc IgG(+),为小三阳。

诊断:慢性活动性乙型肝炎。

治疗:使用小艾炷直接灸法。取穴:肝俞、足三里,每穴每次7～9壮,划经点穴,让其妻学会回家自灸。中药辅助治疗,停止工作,在家休养。

灸治半年后,自觉疲乏减轻,饮食大增。坚定信心,继续灸疗。

灸治1个月以后,面部气色好转,有精神,感冒一次也只症状轻微,很快痊愈。

12月份治疗3个多月后复诊。侯马市中心医院化验显示,肝功AST33U,ALT27U,Bie34.1。体重增加,恶心厌油等症状全部消失,食欲旺盛,面色红润有光泽。为巩固疗效,嘱咐持续灸疗,注意营养、休息。夫妻二人很高兴,赞不绝口,灸法神奇。

按语:该患者因从事繁重体力劳动,初得病时未能得到及时治疗,病情发展迅速,症状明显。能遵医嘱,安心休养,积极配合使用直接灸法,所以很快取得明显疗效,夫妻对灸法心悦诚服。

医案82

杨某,女,32岁,山西省侯马市花园北街人,2004年10月15日初诊。

主诉:疲乏、急躁一年余。

病史:患者十余岁时曾患黄疸性肝炎,用偏方治疗,当时症状消失。近一年来常感冒,易疲乏急躁,化验表面抗原阳性,经人介绍来诊。

症状:疲乏无力,口干口苦,纳差恶心,急躁易怒,脱发失眠,下肢浮肿,面部虚胖,体重增加(水肿),月经不调。

体征:肝区叩痛(+++),压痛(+++)。

化验检查:肝功正常,化验只表面抗原(+)。

诊断:慢性乙型肝炎?

治疗:使用小艾炷直接灸法。取穴:肝俞、足三里,划经点穴,由家人学会自灸。配合少量中药养肝护肝。

10月25日,治疗10天后,饭量增加,浮肿消失,继续治疗。

11月15日来诊,因月经不调3个月未至,在某妇科诊所用安宫黄体酮后大量出血,在某医院止血后,做B超显示肝大肋下一指,继续灸疗。

2005年元月10日复诊。灸治3个月,气色同常人,已无疲乏恶心,浮肿消失,体重恢复正常,表面抗原仍为阳性。自认为病已痊愈,要求停止治疗,并到宾馆工作。

嘱咐:应注意休息,加强营养,再坚持灸疗。

按语:本例患者儿时曾患过肝炎,体质较弱。近一年来易感冒,抵抗力进一步下降,又见肝炎症状并查表面抗原阳性,且肝大肋下一指,疑似肝炎。使用小艾炷直接灸法按乙肝治疗3个月后,症状消失,体征恢复正常。患者自认为痊愈,去某宾馆上班工作。为了巩固疗效,特嘱咐应再坚持灸疗。

医案83

徐某,男,23岁,未婚,山西省临汾市西山煤矿司机,2005年3月8日来我所诊治。

主诉:发现乙肝4年左右,肝功能不正常。

病史:2004年11月21日于临汾传染病医院化验DNA2.30×10^7(正常值1×10^3)。曾吃过贺普丁1年,又在永济肝病专科医院治疗6个月,后经人介绍来我所诊治。

症状:自觉疲乏(＋＋),长途驾驶不能支持,多梦、眠差。

体征：肝区有叩痛（＋＋＋）、压痛（＋＋＋），体重 200 市斤，脉沉细，舌质红。

化验检查：3 月 5 日临汾旺安医院化验肝功能：BIL（胆红素）20.72μmol/L，ALT（谷丙转氨酶）92.84U/L，乙肝五项为大三阳。

治疗：使用小艾炷直接灸法，灸肝俞，每日一次。划经点穴交给方法由别人代灸，少量中药配合。

两个月以后复诊，查肝功 BIL 13.9μmol/L，ALT 47.32U/L，疲乏感消失，体重减轻 12 市斤。嘱咐坚持灸疗，加灸足三里。

患者共治疗 9 个月，2005 年 12 月化验肝功能，各项指标均已正常，只有乙肝五项未变。疲乏感消失，肝区已无叩痛、压痛，睡眠质量好，精神饱满，心情愉快，可以正常工作。

按语：该患者初得病时性情急躁，频频化验追求指标改变，影响心志，不利于治疗。但能遵医嘱，坚持直接灸疗，故能取得较好疗效，次年冬结婚生子。本患者最后乙肝五项未变，依据长期临床观察，注意养生保健并不影响正常生活。

医案 84

李某，男，50 岁，村干部，住卫辉市城郊乡北关街，2005 年 6 月初诊。

主诉：肝病五六年。

病史：患者于五年前在卫辉市人民医院诊为慢性乙肝，自此以后每年多次住院输液治疗，经 B 超检查病情仍呈进行性加重。去杨医师处就诊。

症状：疲乏无力，食少、腹胀、上腹部痛，长期低热。

体征:面色晦黯,形体消瘦,右肋叩、压痛。

化验检查:卫辉市人民医院查乙肝五项指标显示 HBsAg(＋)、HBeAg(＋)、抗-HBc(＋),为大三阳,B超显示肝纤维化,脾大。

诊断:慢性活动性乙型肝炎。

治疗:使用麦粒大小艾炷直接灸法,取穴:肝俞、脾俞、大椎、足三里,每日一次,各穴灸 7～9 壮。配合中药乙肝冲剂(自配),疏肝健脾。

每日前来灸治,治疗一两个月,食欲增加,精神好转。嘱咐注意休息,劳逸结合。

2006 年 2 月治疗半年后,乙肝五项由大三阳转为小三阳,B超查肝右叶前后径由 106mm 转为 98mm,肝左叶 62mm × 70mm 转变为 61mm × 54mm,脾脏缩小基本恢复正常,神情愉悦,状态良好。每天工作八小时以上无任何不适感,以后间隔使用灸法。建议可再适时检查。

按语:本例患者从检查出肝炎后,辗转五六年多次住院输液治疗,但病情仍呈进行性加重。自从使用灸法以来从未住院输液,治疗半年后症状、体征便完全消失。只是该患者整日不闲,非常劳累,而且考虑事情特别多,对工作、家庭、子女、亲友无不关心,操劳过度,精神紧张,担心他因过劳复发。嘱其适当放松,但很难实现。

2008 年 8 月 25 日杨医师随访,经卫辉市人民医院查肝功正常,乙肝五项为 1 和 5 阳性,说明已经临床治愈。最近升为村支书。

医案 85

祁某,女,53 岁,新乡耐火厂职工。1993 年发现长期发热、消瘦、食欲不振、极度疲乏,不能工作,被多家医诊断为慢性肝炎——大三阳,伴有丙肝。经多家诊所、医院,多种方法治疗两年余,1995 年在大医院检验乙肝五项仍为大三阳、伴有丙肝,没有明显效果。经电话咨询谢锡亮教授,建议用灸法治疗,辅以中药健脾活胃。灸法取穴:肝俞、脾俞、足三里,小艾炷直接灸。坚持治疗 9 个月。期间,大三阳转为小三阳,小三阳转为阴性。至今十多年来,几家医院复查,不存在乙肝、丙肝。

　　按语:从临床实践证实,灸法不但治疗乙肝,而且能治丙肝。

医案 86

　　徐某,男,55 岁,河南卫辉市辛庄村人,在卫辉火车站工作。2000 年在河南新乡医学院诊为乙肝大三阳,经输液、吃药 1 个多月无效。说服其改用灸法治疗,经长期施用,逐渐好转,多次复查乙肝五项逐渐康复,连表面抗原阳性也转为阴性了。

医案 87

　　冯某,男,22 岁,8 岁时发现乙肝大三阳,当时劝其用灸法治疗未能实现。直到 18 岁仍是大三阳,不得已于 2008 年开始用灸法数月,经某医院检测,大三阳转为小三阳。可惜患者放松了治疗,没能继续坚持,由于长期受疾病折磨,2012 年夏季,患者气色晦黯,面带病容,不容易找对象,说这次一定要坚持认真治疗。用直接灸法四五个月后,打来电话说他的面色有了光泽,精神焕发,正在康复。现在继续坚持灸疗。

医案 88

李某,男,54 岁,家族中有乙肝病史,本人自觉不舒,经医院检测为大三阳,经用灸法间断治疗十余年,病情好转,症状消失,但乙肝五项大三阳转为1、5 阳性,标志仍存在。但此人嗜烟酒,劝说无效,不予配合,医生无奈!

按语:杨占荣本人系全科医生,门诊忙碌,无暇建立档案,更无力随访。她本人曾患过急性乙型肝炎,是用灸法治愈的,所以对乙肝患者也用灸法治疗,疗效确切,报告属实。

医案 89

曹某,男,20 岁,山西省侯马市常青村人,平阳机械厂职工,2006 年 6 月 8 日初诊。

主诉:发现患乙肝已经两年,多方治疗无效。

病史:职工体检时虽肝功能正常,但乙肝五项异常:HBsAg(＋)、HBe(＋)、抗-HBc(＋),诊为大三阳。立即在某康复医院用中西医疗法,治疗 3 个多月,疗效不佳。思想负担沉重,压力很大,经人介绍来我所诊治。

症状:自觉疲乏无力,食欲不振,厌食油腻、恶心,腹部胀满,自觉肝区隐痛。形体消瘦,不能干活,身高 1.7 米,体重 112 市斤,肋骨明显,清晰可见。面色青黄,无光泽,肝区叩痛(＋＋)、压痛(＋＋)。

化验检查:DNA3.68×10^5,HBsAg(＋),HBe(＋),抗-HBc(＋)。

治疗:使用小艾炷直接灸法,做好思想工作,划经点穴。灸肝俞、脾俞,配合少量中药调理脾胃。

患者自此每日来诊所灸治。一个多月后,体重增加了 5 市斤,食欲旺盛。厌食油腻、恶心等症状消失。以后为了节约时间,教会家人回家灸治。到 10 月末复查,DNA4.13×10^5,乙肝五项未变,但是症状已完全消失,体健人胖,精神饱满。

以后其父母曾来述:能吃、能睡,无疲乏感,能正常上班,胖了 20 多斤。嘱咐以后有时间再做检查,因其已无症状,各方面状态俱佳,加之工作忙,便推脱过去,以后未来复诊。

按语:本例患者初发时症状较重,在某康复医院治疗三个多月未见效,至我所用直接灸法,症状逐步消失。身体健康,恢复工作,但是化验乙肝五项仍为大三阳,这是因为治疗仅仅 4 个月,身体内部调整尚未完善,可惜以后未再检验。

医案 90

张某,男,28 岁,山西省临汾市人,2006 年 7 月 23 日来我所诊治。

主诉:近两个月以来疲乏无力。

病史:患者 2006 年 5 月份矿上职工体检时,发现乙肝小三阳,肝功能 GPT207U/L,总胆红素 9.73μmol/L,Hcl-Cho1.89,后又多次化验均为小三阳,且肝功能不正常。在临汾肝病医院吃了一个月中成药,后又吃中药汤剂十几剂,化验仍为小三阳。

症状:现浑身疲乏无力,食欲不佳,口舌干燥,舌质红,面色青黄,肝区有叩痛(++)。

治疗:用直接灸法,灸肝俞、脾俞。划经点穴,教会其家人回家自灸,同时配合中药利肝胆、健脾胃。

一个月后复诊,饮食增加,精神好转。仍口苦、口干,疲乏,脉象较以前有力。嘱咐继续坚持灸疗,加灸足三里,禁烟酒,多吃蔬菜。2007年1月22日临汾市人民医院化验:HBsAg(+),HBcAb(+),由原来小三阳转为1和5阳性。肝功能ALT57.0μmol/L,其余均已降至正常。口苦、口干等症状消失,饮食、气色俱佳。唯仍感乏力,舌质由红转为淡红,体征消失,疾病向愈。继续坚持使用灸法,隔日一次。

又治疗5个月,自此共治疗11个月,期间灸法未曾间断。6月份在临汾市人民医院化验1和5仍为阳性,同月于本矿医院化验乙肝五项全部转阴。虽两院化验结果不一致,但现自觉症状体征全部消失,已达临床治愈,仅表示曾经患过乙肝。

按语:该患者因发现乙肝不久,未经多少波折便来我所接受直接灸法。所以经过11个月的持续灸疗,肝功能均降至正常,症状体征全部消失,取得满意疗效。

医案91

李某,男,41岁,山西省浮山县某校教师,2007年11月25日初诊。

主诉:肝功能不正常。

病史:2005年学校教职工体检查出肝功能不正常,乙肝五项为小三阳,在临汾市人民医院就诊。输液治疗并服用联苯双酯,肝功能恢复正常。停止治疗2个月后再次出现肝功能异常,如此反复多次,后经人介绍来我处治疗。

症状:口舌干燥,口苦,疲乏,大便溏薄。

体征:肝区叩痛(+),压痛(+),舌质红、苔厚,脉象弦数。身高1.80米,体重223市斤。

化验检查:谷丙转氨酶 98U/L,谷草转氨酶79U/L。

诊断:慢性乙型肝炎(肝胆湿热型)。

治疗:使用小艾炷直接灸法,灸肝俞、脾俞、足三里。划经点穴,教给方法回家灸治。配合少量中药,清肝利胆,清热除湿。

12 月 28 日复诊,情况良好,肝功能谷丙转氨酶 54U/L,谷草转氨酶 45U/L,嘱咐继续坚持灸疗。3 个多月后复诊,口干、口苦等症状消失,疲乏(一),肝区叩、压痛(一)。谷丙转氨酶 38U/L,谷草转氨酶 24U/L,乙肝五项转为 1 和 5 阳性,病人及家属均十分高兴。嘱咐生活上注意保养,戒烟酒,坚持使用直接灸法继续保健灸,以进一步改善脏腑功能,保证确切疗效。经过 5 个多月的治疗,患者面有光泽,精神饱满,一切正常。

按语:本例患者虽在他处治疗多次,但几经反复,肝功能时好时坏,且乙肝五项始终为小三阳。后来在我处改用灸法,症状体征逐渐消失,肝功能恢复正常,乙肝五项转为 1 和 5 阳性。可见灸法调整免疫功能效果显著。

医案 92

史某,女,52 岁,住河南省安阳市安彰大道向阳路向阳花园,2007 年 12 月 19 日初诊。

主诉:肝病十余年。

病史:患者于十一年前经安阳市肝病医院诊为慢性乙肝,当即住院使用干扰素等输液治疗,HBV-DNA 由 $3.06×10^6$ 下降到 $1.89×10^5$,略见好转。以后于 2000 年做血常规检查,见血液指标下降(红细胞、白细胞、血小板均减少),肝功能异常(谷丙转氨酶、谷草转氨酶增高）。2007 年冬打电话要求来山西侯马我处诊治，为了省钱省事劝其就近就医，介绍到河南卫辉杨医师处就诊。

症状：疲乏无力，不思饮食，腹部胀满。

体征：面色黧，形体明显消瘦，身高 1.70 米，体重 45 千克，肝区叩、压痛。

化验检查：1997 年安阳市人民医院查乙肝五项指标显示 HBsAg（＋）、HBeAb（＋）、抗-HBc（＋），为小三阳，肝功能不正常。

诊断：慢性乙型肝炎。

治疗：使用小艾炷直接灸法，取穴：肝俞、阳陵泉、足三里，划经点穴，教会家属在家灸治，每日 1 次，各穴灸 7～9 壮。口服乙肝冲剂（自制中药）3 个月。

治疗 2 个月后食欲大增，肝区叩、压痛明显减轻，腹部胀满消失。

2008 年 4 月治疗 5 个多月后，检查肝功恢复正常，血液指标均在正常范围。精力充沛，体重增加，自觉一切良好。嘱咐以后再做检查。

按语：本例患者因患病日久，辗转迁延多年，免疫力明显低下，而见血液指标下降，特别是血小板多年明显低于正常值。使用灸法治疗 5 个多月后，血液指标均在正常范围，体重增长到 50 千克（100 市斤）以上。2008 年 7 月，杨医师电话访问，患者于 7 月 1 日经安阳市肝病医院查肝功正常，HBV-DNA 数值小于 1.00×10^3，属正常值范围，已经临床治愈。嘱继续间隔施灸，防止复发，维持健康。

（以上医案系谢锡亮学生向宏昌协助整理，其中第 84～88、92 例为学生杨占荣经治。本病根据病情分别要治疗 3～12 个月或以上，才能收到良好效果。实际在临床中，有不少患者一见症状、体征消失，就以为治愈了，多不能继续施灸或间断施灸。如果灸不到应该灸的疗程，或灸灸停停，就不会成功。在治疗期间，希望患者能够及时反馈信息，定期检测，便于日后总结随访。不少患者只是自觉症状好转和痊愈就不再联系了。除临床症状、体征消失以外，必须有现代检测手段的检测结果，才能证实疗效。许多患者一经治疗，自觉症状消失、体力恢复，便以为万事大吉，再劝其检测多不能执行。我们一有机会就询问患者情况。有些患者多年以后还主动反馈信息，告知平安，健康生活。有些患者一经治疗结束就再无讯息了。

　　初诊接触乙肝病人，由于缺乏经验，每接诊一个病人，都是提心吊胆，如履薄冰，唯恐其不能坚持治疗或不见效果。一个病人治愈，再来一个还是同样心情。所以积累一个比较全面的医案实属不易。

　　将以上医案贡献出来，目的是提供点滴经验，供乙肝患者和治疗乙肝的医生参考借鉴）

第四章
免疫性疾病医案

　　免疫性疾病如乙型病毒性肝炎、强直性脊柱炎、类风湿关节炎、干燥综合征、慢性结肠炎、桥本甲状腺炎、系统性红斑狼疮、硬皮病、血小板减少、血小板增多、痛风性关节炎、免疫力低下经常感冒、哮喘、顽固性皮肤病等，在临床上遇到的这些病，都是经过大医院确诊定的病名、患者反映治疗不理想。我们治疗乙肝时发现，灸法能调节免疫功能，对这些疾病也用灸法试治，结果有满意疗效。但是有些患者在大医院治疗时用抑制免疫功能的办法，与我们的治疗理念不同，其中机制尚需进一步研究探讨。

一、强直性脊柱炎

　　案 1　万某，男，33 岁，上海市公安局静安分局法医。2010 年，开始感觉颈部不适，后来又腰部不适数月且逐渐僵硬，活动不便，疼痛感明显加重，晨起痛感加重变强，需侧身才能起床，起床后感觉到背部脊柱边上似有尖物碰擦。当年 4 月因背部剧痛到上海市曙光医院就医。X 线检查：颈椎生理弧度稍变直，两侧颈椎 4～5 椎间孔变窄，前纵韧带钙化，腰 4～5 椎间小关节间隙模糊，两骶髂关节周围骨质密度增高，骶髂关节间隙狭窄。复查血液：HLA-B27 阳性。确诊为强直性脊柱炎。

同年5月中旬，入上海市曙光医院风湿科住院治疗，治疗方案：注射益赛普（注射用重组人Ⅱ型肿瘤坏死因子受体-抗体融合蛋白，即肿瘤坏死因子拮抗剂），每周两次，每次皮下注射25mg，全面抑制免疫功能。疼痛大部分得到控制，但自身感觉很差，免疫力低下，身体很虚，像个空壳，怕冷风，容易感冒，扁桃体易肿大、疼痛。从2010年5月至2011年3月，11个月共住院11次，平均每月都要住一次院。每次住院都要根据查血结果决定注射用药间隔，逐渐拉长用药间隔，然后带药回家。注射益赛普从每周2次到每周1次、每2周1次、20天1次。用药间隔拉长到超过7天后，间隔的后几天疼痛反弹、增强。用益赛普治疗至2011年7月下旬共15个月。

患者体会：注射益赛普缓解疼痛，见效快，当天上午用药，晚间可感到疼痛开始缓解，一月后可感到大部分疼痛得到控制，人轻松下来，可以活动腰背部。但有很大缺点，一是全面免疫抑制，让人失去抵抗力，易感冒，自身健康感极差，怕冷，感到自己是空的。二是麻烦，每次均需住院验血、带药出院。三是费用高，12.5毫克/支（也就是一盒）益赛普价格为495元，一年的费用2万至3万元。四是用药效果不保证有效。五是担心副作用。于是停止治疗。

患者从央视《中华医药》栏目看到我用灸法治病，来电话咨询，推荐他就近去苏州请我的学生谢延杰医生点穴，教会用直接灸法。8月13日，开始用直接灸法。取穴大椎、关元、肾俞、次髎、足三里等。每日1次，每次每穴灸15～20壮。灸到三五天后,背部疼痛改善明显,总体健康感好,有抵抗力充实感,灸时感觉力量发自骨头里。灸到十多天,疼痛明显缓解,每天感受到自己在好转。至今,已坚持灸疗半年,还在继续灸。现在隔一天灸一次也不感到身上有疼痛,每天只灸三四个穴位即可。日常生活中可以抬头,转头 45°,起床时甚至可以直接靠背部坐起来。可以站直而不用低头,走路一如正常人,可以进行骑车、打羽毛球、跳绳等体育活动,自身感觉很好。灸法花费极低,而且非常方便,不住院,在家由爱人给灸,有的穴位他自己可以灸。照常上班,不影响工作。

　　按:由本案联想到一个案例:2012 年 11 月 22 日中午,央视《今日说法》栏目——《黄河边的抉择》:甘肃省静宁县农村一位妇女,37 岁,患强直性脊柱炎 7 年,在省会兰州多家医院治疗效果不大,痛苦难忍,以致瘫痪,经济上不堪重负,痛不欲生,其丈夫将她连人带轮椅一起推下黄河堤坝摔死,丈夫以杀人罪而获刑。此悲剧发人深思。本案强直性脊柱炎患者万某,用灸法在家治疗 8 个月,可以轻松地打羽毛球、骑自行车上班,愉快地工作和生活。2014 年 4 月上旬还打来电话汇报近况,至今一切正常,表示感谢,仍间断进行保健灸。可见灸法实有推广之必要。

　　案 2　尹某,女,17 岁,学生,卫辉市上乐村人。两年前经医学院 CT 检查诊为强直性脊柱炎。患者被迫睡姿,主诉多年两下肢疼痛,酸沉,夜不能入睡。查体:两下肢抬腿试验阳性,尤其是两大腿前侧疼痛为重。2012 年 5 月来诊,用直接灸法,取穴关元俞、足三里,每日 1 次,每穴灸 9～11 壮。1 个月后明显减轻。现在无明显不适。嘱其继续灸疗

3～5 个月。

（谢锡亮学生杨占荣经治）

案 3　郭某,女,31 岁,侯马市人。2013 年 3 月 9 日初诊。

主诉:腰骶部酸痛伴双下肢酸胀痛 11 个月,近 1 个月加重。

患者于 2012 年 3 月出现双侧大腿后侧抽痛不适,每次发作间断十几秒。曾针刺过 3 次,小针刀 1 次,服中药 4 剂,约半个月缓解。到 12 月份,腰骶部尾骨处酸麻胀感,总有想上厕所的感觉。随后向大腿及小腿后侧发展,较前加重,经按摩十几次,未明显好转。又出现大便不成形,吃完饭就想上厕所,走路不稳,腰骶下肢游走性酸胀,夜难入睡,痛苦不堪。2013 年 2 月在山西高科技医学检测中心检测,HLA-B27 人类白细胞抗原阳性;北京友谊医院 X 线片检查,腰椎轻度退行性改变。北京某医院风湿免疫科诊断为脊柱关节炎。口服脊痛宁胶囊、沙利度胺片、塞来昔布胶囊、柳氮磺吡啶片,服用半个月效果不理想,停用。

2013 年 3 月 9 日开始接受灸法治疗。用小艾炷直接灸大椎,每日 1 次,每次 15 壮。铺灸(在脊柱较大面积上温和灸,不损伤皮肤),每日 1 次,15 次一个疗程。治疗一个疗程后,症状明显减轻,睡眠不佳。两个疗程后,症状基本消失,睡眠仍欠佳。加灸关元穴,每日 1 次,每次 15 壮。三个疗程后,症状全部消失,睡眠良好。开始上班,每天步行几公里,没有不适。以后隔日灸一次。现在上班工作端坐 4 小时,稍觉腰骶部不适,经灸后缓解。饮食、睡眠、大便均正常。仍在观察和坚持治疗中。

（谢锡亮学生谢延杰经治）

案4　患者何某，女，51岁，家庭主妇，住太原市桥东街8号楼。2010年10月13日来诊。主诉：腰背部困痛畏寒25年，伴口干、眼干7年。1986年无明显诱因出现腰背部困痛，夜间加重伴晨僵，怕冷，先后就诊于多家医院，给予对症治疗（具体不详），效果不明显。2003年出现口干，吞咽干食困难需用水送服，牙齿部分脱落，眼干，未予特殊注意。2006年9月，经某医院诊断为：未分化脊柱关节病，继发性干燥综合征，甲状腺功能减退症。治疗4年效果不佳，今来我处治疗。

检查：上述症状依然存在，且畏寒现象极度严重，腰背困痛，身体沉重，肉眼可见全身性水肿较重，尤以背部皮肤发虚，皮下好像打了气一样，第七颈椎部位高起像一个大馒头，促甲状腺素增高4.520，胃脘部胀满，腹部触诊可听到腹腔内水声，故而不思饮食，每餐大约只能吃一两饭，且餐后胃部不适，舌淡苔厚腻，脉沉细，口气重，体味严重。

由于患者长期服用激素类药物，导致免疫力低下，股骨头坏死。

印象：脾肾阳虚，免疫力低下。

治疗：当以固本补阳，提高机体免疫力，停用激素类药物。

用直接灸法：重灸大椎和关元，每穴30～50壮，脾俞、肾俞、中脘、足三里每穴9壮，每日灸两次。

治疗10天，畏寒现象得以改善，背部皮肤开始出现弹性，饭量有所增加；继续上法治疗10天，改为每日艾灸1次，每穴7～9壮，仍然重灸大椎和关元穴,症状较前又有缓解,身体肿胀基本消失,衣服显得宽松了很多,精神得到很大改善,每日除治疗时间以外主动要求帮诊室干活(洗洗涮涮、搞卫生等),身体内散发的臭味已经消失。按上法继续治疗10天,各种症状基本消失。总共治疗30天,基本痊愈,嘱患者回家自己继续灸治。2012年5月电话随访:一年半时间过去了,患者健康状况良好,在家依然坚持直接灸,逢人便讲:是艾灸疗法救了她,艾灸疗法真是太神了。

(谢锡亮学生武丽娜经治)

二、干燥综合征

案1 患者王某,女,78岁,太原站退休职工,住太原市建设南路12号院。2010年9月3日来诊。主诉:白细胞减少一年余,白细胞数为$3.2\times10^9/L$,同时伴失眠、口干、眼干、双下肢无力、畏寒、心烦,近两个月出现面部黧黑等症状,且手不离杯,时时饮水。经解放军264医院和山医二院诊断为干燥综合征。

治疗:麦粒大艾炷直接灸。取穴:大椎、膈俞、关元、足三里,每穴7壮,每日1次。治疗2天后睡眠好转,中午可睡1个多小时,夜间睡眠5个小时。5天后患者口干现象大有改善,来治疗时已不带喝水杯了。10天后因去深圳女儿家而停止治疗。两个月后回来,面色恢复正常,上述症状全部消失。

案2 患者刘某,女,54岁。2010年5月13日来诊。主诉:浑身疼痛半年余,行动不自主,不能自行翻身、穿衣,在山医二院诊断为干燥综合征、类风湿关节炎,口服西药、中药制剂无数,结果越治越重。

检查：四肢关节肿胀、严重变形，行走困难，四肢末端及面部黧黑，脉象沉紧，舌质紫黯，舌体胖大。

印象：肝肾亏虚，精血亏损。

治疗：直接灸大椎、大杼、膈俞、脾俞、肾俞、关元、足三里，针刺夹脊穴、阿是穴。治疗10天后，患者可以缓慢自行上下楼。脱离陪侍人自己前来治疗。又治疗10天后，四肢肿胀明显消退，手可以拿轻一点的物品，可以较自如地上下楼梯及乘坐出租车。疼痛明显减轻。共治疗56次后，自己在家灸疗。同年11月20日回访，患者状态良好，疼痛消失，活动自如，已能正常工作，生活自理，基本痊愈。

（谢锡亮学生武丽娜经治）

案3 李某，女，74岁。口干咽干无眼泪，津液少，面色黧黑如烟熏。经本市医学院附属医院诊断为"干燥综合征、糖尿病"。2011年10月10日开始用小艾炷直接灸。取穴：胰俞、足三里、然谷。每日1次，每次9壮。每天口服一片降糖药。施灸半年后面色正常，血糖从灸前15降为6，精神好，饮食正常。仍在不时施灸。

（谢锡亮学生杨占荣经治）

三、原发性血小板减少性紫癜

案1 患者白某，女性，50岁，山西省平遥县人。十年前在地里干活，因佩戴一只手镯，回家后发现手腕部出现青紫现象，去山西医科大学第二附属医院就诊，经血液科做骨穿，诊断为原发性血小板减少性紫癜。治疗用药：静脉点滴泼尼松60mg、长春地辛、止血敏、立止血，口服达那唑、氨苯酚、升血小板胶囊等。治疗效果不理想，十年中血小板最高值为 30×10^9/L[血液中血小板正常值为（100～300）$\times10^9$/L]。十年来，每日口服泼尼松 2 片维持，不敢间断。2010 年 2 月 25 日，突然出现月经量增多，总量达 600ml，3 天后逐渐减少，但乏力，面色苍白、胸憋气短，发热伴咳嗽，咳痰不爽，体温最高为 38.2℃，自行服感冒药（不详）。3 月 4 日急诊入住山西医科大学第二附属医院。入院检查：血小板为 20×10^9/L，血红蛋白 61g。妇科 B 超检查为多发性子宫肌瘤，无药物过敏史及肝肾损害现象。3 月 6 日再查血小板为 1×10^9/L，紧急配血，当日输血小板 1 个单位，要求病人绝对卧床，吃软食。3 月 7 日查血小板为 23×10^9/L，3 月 8 日为 28×10^9/L。此次住院治疗用药与上次大同小异，每日口服达那唑、氨苯酚、升血小板胶囊、氨肽素，地塞米松每天 20 片（上下午各 10 片）。血小板未见太大起色。经朋友介绍，患者于 3 月 11 日办理出院手续，3 月 12 日来武大夫处治疗。检查：患者中等身材，倦怠无力，四肢可见大小不等的瘀斑 7～8 处，脉迟缓无力，舌淡，咳嗽、有痰。治疗取穴：大椎、膈俞、脾俞、关元、足三里、悬钟。用小艾炷（麦粒大）直接灸法。每日 1 次，每次每穴灸 7～9 壮。停止所有药物，激素逐渐减量服用。灸疗两次（即 3 月 12 日～13 日）后，咳嗽咳痰痊愈。灸疗第三次（即 3 月 14 日），精神大有好转，体力增强，一人在家做饭、包饺子。3 月 15 日，灸至第四次，血小板为 201×10^9/L。每日坚持灸疗，精神、体力、睡眠都好。3 月 22 日第二次查血，血小板为 267×10^9/L。3 月 29 日第三次查血，血小板为 142×10^9/L，至今血小板在正常范围。患者来此灸疗前,每天服地塞米松 20 片(上下午各 10 片),3 月 12 日～15 日每天 16 片,3 月 16 日～18 日每天 12 片,3 月 19 日～20 日每天 8 片,3 月 21 日 6 片,3 月 22 日～26 日每天 4 片,3 月 27 日～29 日每天 2 片。

(谢锡亮学生武丽娜经治)

案 2　患者武某,男,87 岁,离休干部,住山西太原市。2007 年 6 月中旬,因咳嗽痰中带血,去太原市人民医院检查,找不到出血原因,又做肺部 CT 断层扫描,也未见异常。8 月初,发现上腹部及大腿外侧出现瘀斑,在太原市人民医院血常规检查,发现血小板为 $37 \times 10^9/L$。8 月 10 日住山西省人民医院血液科治疗,骨穿结果为原发性血小板减少症。在一个月的治疗中,每天大量输液和超大剂量吃药,血小板上升不明显,只要激素药一减量,血小板就下降,还出现一系列脏器损害现象,病人状态不如住院初期。9 月 11 日又转入山西省某医院,接受中医治疗,输液及内服中药,血小板从 $42 \times 10^9/L$ 下降到 $28 \times 10^9/L$,9 月 19 日又降到 $2 \times 10^9/L$。患者咳嗽气喘,痰多乏力,食少便秘,尿频、尿急、尿失禁,视力模糊,听力下降,腿软手抖,肝肾功能没明显好转,病人情绪低落。在中西医治疗均无效的情况下,患者于 10 月 13 日办理出院手续。情急之下,通过电话向谢老求教,谢老嘱咐用灸法并提出了具体治疗方案。于 9 月 19 日开始给予艾灸治疗。取穴:大椎、膈俞、足三里、悬钟。用小艾炷(麦粒大)直接灸,每日 1 次,每次每穴灸 7～9 壮。半个月后血小板升到 $120 \times 10^9/L$。病人和家属有了信心,武大夫又根据症状调整穴位,加肺俞、中脘、肝俞、肾俞,去悬钟,改为隔日灸,激素开始减量,11 月 23 日停服激素和中药,坚持艾灸。2 个月后(12 月 9 日)化验,血小板:138×10^9/L。2008 年 1 月 18 日 203×10^9/L,2009 年 1 月 20 日 108×10^9/L。病人身体状态很好,现在还健康生活着,每天读书看报,外出散步,做一些简单家务。

(谢锡亮学生武丽娜经治)

四、血小板增多症

案 1 患者廖某,男,63 岁,太原铁路局退休职工。2008 年 2 月因中耳炎住院,常规检查发现血小板多达 1200×10^9/L,血红蛋白增多,曾在山西医科大学第二附属医院血液科诊治无效,又去天津血液病研究所做骨髓检查,确诊为血小板增多症。在山医二院、天津血液病研究所,治疗均以激素为主,每日口服羟基脲 2 片,两年来依赖此药,血小板基本维持在正常水平即 200×10^9/L 左右,曾尝试减量,但几次减药半片,血小板即上升到($800 \sim 900$)$\times 10^9$/L,病人心理压力很大。也曾去山西省中医药研究院求助中医中药,治疗几个月,效果不理想。2009 年 12 月 3 日找武大夫用艾灸治疗。取穴:大椎、膈俞、脾俞、关元、足三里。用直接灸法。艾灸 1 周后停服羟基脲。化验血小板情况,12 月 24 日 187×10^9/L,12 月 31 日 232×10^9/L,2010 年 1 月 11 日 267×10^9/L,1 月 18 日 344×10^9/L。治疗期间,患者精神状态良好,饮食起居正常,睡眠改善。1 年后随访,血小板在正常范围,健康生活。

(谢锡亮学生武丽娜经治)

案 2 患者李某,女,45 岁,住太原市桥东街铁路宿舍。去年5月因患甲状腺炎住院(太原铁路中心医院),常规检查发现血小板为 $450×10^9/L$,以后几个月中,血小板一直在 $500×10^9/L$ 左右。患者感到神疲乏力,体力不支,总想躺着。2009年12月1日查血小板为 $432×10^9/L$。12月9日接受艾灸治疗,取穴:大椎、膈俞、脾俞、关元、足三里。用直接灸法。1周后血小板为 $392×10^9/L$,13天后为 $230×10^9/L$,恢复正常,后又巩固治疗十余天。精神状态好,体力恢复。近期随访,血小板一直在 $200×10^9/L$ 左右。

（谢锡亮学生武丽娜经治）

五、桥本甲状腺炎

患者宋某,女,37岁,住侯马市路东,在市工商局工作。2002年8月18日初诊。1998年发现高血压、甲状腺Ⅰ度肿大,经西安四军医大诊断为原发性高血压、桥本甲状腺炎。一直用西药治疗,痛苦不堪,头昏、恶心、疲乏、浮肿,腰困多梦,盗汗,急躁,心慌,气短,怕冷,性欲减退,面色萎黄,血压 140/100mmHg。根据以上症状,用直接灸法,灸大椎、足三里(双),每日1次,每穴7~9壮。学会后回家自灸。9月6日复诊,血压 130/90mmHg,以上症状逐渐消失,已经上班工作,还外出旅游,自觉良好。嘱其坚持灸疗,隔日1次。2003年7月上旬陪朋友来看病,自诉一切均好,血压基本正常。共用灸法3个月。

六、类风湿关节炎

案1 患者刘某,女性,54岁。浑身疼痛半年余,行动不自主,不能自己翻身、穿衣。曾去某医院治疗,诊断为干燥综合征、类风湿关节炎。口服美洛昔康、泼尼松及中药制剂多剂,症状越来越重。2010年5月13日来诊。检查:四肢关节肿胀,严重变形,行走困难,四肢末端及面部黧黑,脉象沉紧,舌质紫黯,舌体胖大。印象:肝肾亏虚,精血亏损。治疗:直接麦粒灸,取穴大椎、大杼、膈俞、脾俞、肾俞、关元、足三里,针刺夹脊穴、阿是穴。治疗10天后,患者可以缓慢自行上下楼,不需人陪侍,自己前来治疗。治法同前。又治疗10天后,四肢肿胀明显消退,手可以拿轻一点的物品,可以较自如地上下楼梯及乘坐出租车。疼痛明显减轻。继续治疗至56次后,自己在家灸疗。同年11月20日回访,患者身体状态良好,疼痛消失,活动自如,生活自理,基本痊愈。已能正常工作。

(谢锡亮学生武丽娜经治)

案2 朱某,女,52岁,卫辉市城内人。患者类风湿关节炎20余年,四肢远端踝关节、腕关节畸形,功能障碍,肿胀疼痛。曾采用甾体类、非甾体类、激素、免疫制剂治疗,疼痛症状未减轻,各种检查结果没有改善。2011年2月来诊,采用直接灸法治疗,取穴大椎、肾俞、膏肓、足三里、太溪,每日1次,每穴9~11壮。5个月后肿胀消失,疼痛明显好转,现在生活可以自理。

(谢锡亮学生杨占荣经治)

七、风湿性关节炎

案1 孙某,女,49岁,山东威海马道镇人,农民,2010年8月来诊。经当地人民医院检查为风湿性关节炎。

主诉:双膝疼,怕凉,怕风,夏天仍带护膝。

病史:多年来在海边打零工,海风吹,受风寒所致。

症状:双膝不能下蹲,站立亦不能久。

确诊为风湿性关节炎。

治疗:温和灸。

取穴:委中、内外膝眼、足三里、阳陵泉。当次见效,1个疗程(1周)显效,3个疗程临床治愈。

(谢锡亮学生向宏昌经治)

案2　王某,女,49岁,山东荣成石岛人,干部家属。2011年12月24日来诊,经当地人民医院检查为风湿性关节炎

主诉:两膝阴天下雨即痛,平时怕风、怕凉。

病史:18年前二胎月子里双膝受寒,一直怕凉至今。

症状:腰酸腿重、体乏无力,夏天需要带护膝、穿秋裤。

治疗:温和灸。

取穴:肾俞、命门、关元、内外膝眼、足三里。

3天见效,1个疗程(1周)显效,4个疗程临床治愈。

(谢锡亮学生向宏昌经治)

案3　隋某,男,60岁,黑龙江人,退休教师。经当地医院检查确诊为风湿性关节炎伴滑膜炎,2012年3月21日来诊。

主诉:两膝肿痛,举足无力。

病史:半年前右膝盖受寒,起先疼痛未治疗,后逐步肿胀。

症状:右膝光亮,指压后凹陷长时不复,走路困难,夜间痛醒。

治疗：温和灸。

取穴：命门、腰阳关、委中、内外膝眼、太溪。

当次见效，1个疗程（1周）显效，4个疗程临床治愈。

（谢锡亮学生向宏昌经治）

案4 慕某，男，43岁，山东威海王连镇人，厨师。2011年11月来诊，经当地人民医院检查为风湿性肩周炎。

主诉：左肩以及肩周痛甚。

病史：患者为二十多年的厨师，掂大勺劳累致肩周疼痛十多年。

症状：左肩上举费力，不能抬高过水平位。

确诊为风湿性肩周炎。

治疗：温和灸。

取穴：大椎、肩髃、肩贞、肩髎、曲池、臂臑。

当次见效，3天显效，2个疗程（2周）治愈。

（谢锡亮学生向宏昌经治）

八、痛　风

案1 患者刘某，男，44岁，中铁十二局干部。患痛风症，发病部位在单侧第一跖趾核骨周围，有时在双侧同一部位。饮食不慎时极易诱发，对高嘌呤饮食、酒类、肥甘辛辣食品等不敢进口。发病时核骨周围红肿，活动受限，起病突然，常在夜间发作，疼痛难忍，经多处治疗，服多种方药无效，2007年4月14日来诊。

用生姜泥（新鲜生姜绞碎成泥）敷患处，较大艾炷施灸。取穴：大椎、足三里、商丘及阿是穴。经过几次治疗红肿逐渐消失，尿酸盐恢复正常，疼痛缓解，三四个月痊愈。饮食不需忌口，生活质量提高，患者很高兴。

仅 2007 年,我处接诊痛风患者 20 多例,症状大同小异,用同样灸法治疗,都基本痊愈,未有复发。

(谢锡亮学生莫雄豪经治)

案 2 痛风性关节炎。患者吴某,男,41 岁。2006 年 11 月 22 日初诊。双侧膝、踝关节疼痛十余年,时轻时重,曾到上海某医院及四川某医院治疗,均效果不佳。双踝关节处曾切除痛风结石 9 处。每遇食肉、喝酒后复发。现双踝关节肿大、疼痛、皮肤发黯、行走困难,舌质红、苔白,脉弦。血尿酸检查:629μmol/L。诊断为痛风性关节炎。治疗用直接灸,取足三里、三阴交,每穴 7 壮,每日 1 次。痛点处配合火针点刺出血,3 日 1 次。患足井穴放血,3 日 1 次。经治疗 3 天后疼痛大减,10 天后疼痛消失,1 个月后诸症消失,血尿酸检查:401μmol/L。已正常上班,嘱其少食肉类,禁酒,注意保养,以防复发。

按:痛风病为本虚标实(脾肾虚为本,痰、湿、瘀、浊为标),足三里健脾胃助运化,升清降浊,三阴交清利湿热、活血祛瘀通络,二穴合用,相辅相成以治本。火针刺痛点出血可使组织内压力减低,活血化瘀,止痛迅速,出血越多,疗效越好。足井穴放血,清热解毒,祛瘀通络,加速新陈代谢以治标。该法标本兼治,见效快,无副作用,值得推广。

(谢锡亮学生谢延杰经治)

九、哮 喘

案 1 边某,女,57 岁,住太原市建南路 12 号院。2010年7月19日来诊。主诉:患哮喘20余年,冠心病10余年。每逢秋冬季节症状加重,不能出门。夏季活动后也会出现哮喘及心律失常现象,曾几次出现晕厥。每年因病住院两三次,时间达几个月,痛苦不堪。多方治疗效果不佳,时好时坏,失去治疗信心。

检查:病人呼吸急促喘息,说话时喘息加重,咳痰不利,脉象结代,舌质紫黯。

治疗:直接麦粒灸,取穴:大椎、肺俞、心俞、肾俞、关元、足三里。首次治疗后当晚有痰咳出,同时感觉气道通畅,继续治疗,第五天早晨感觉神清气爽,即参加晨练跳舞。治疗10天后喘息和心慌症状减轻一半,非常高兴。又治10天后可以徒步行走3公里以上,这是多年来未有过的现象。共治疗30天,痊愈。

（谢锡亮学生武丽娜经治）

案2 患者白某,男,24岁,太原铁路局客运段列车员。患支气管哮喘8年余。由于工作环境导致空调过敏,诱发哮喘伴过敏性鼻炎、鼻塞、流涕、打喷嚏,活动后上述症状加重。

治疗:直接麦粒灸,取穴:大椎、肺俞、肾俞、关元、足三里。针刺印堂、迎香、合谷。治疗10天后症状明显改善,共治疗30天痊愈。12月1日回访,没有复发迹象。

（谢锡亮学生武丽娜经治）

一〇、系统性红斑狼疮

患者武某,女,54岁,太原重机厂工人,住太原重机康乐巷。7年前经山西医科大学第一附属医院诊断为系统性红斑狼疮,跑遍了全省各大医院,后又上北京求治,效果始终不理想,身体状况一天天变差。家人及亲友十分着急,四处打听偏方妙药。其姐有一天在新华书店意外发现了《谢锡亮灸法》一书,抱着试试看的心态,多方打听找到了我。

2010 年 12 月 15 日,患者在家人陪同下前来就诊。当时患者颈部、颌下淋巴结多发性肿大及钙化,右侧腮腺表面结节,腮腺两侧多发性结节,面部红肿,双下肢肿胀严重,左侧乳房下至后背形成大面积溃烂,左臂因此不能下垂,疼痛难忍,由此引起的神经痛导致不敢深呼吸,尿频尿急严重,平均每30 分钟就要上厕所,尽管这样裤子还总是湿的,近几年几乎不敢出门。同时血沉加快,还伴有高血糖和高血压病。

检查:舌体胖大无苔,脉沉数而滑。

治疗:鉴于病人已多方医治,经气已乱,气血两虚。应以补气血,调经气,扶正祛邪,在提高机体免疫力的基础上再对症治疗。我们制订了以艾灸疗法为主、针刺治疗为辅的治疗方案。艾灸取穴:大椎、膈俞、脾俞、肾俞、关元、足三里,每穴 7～9 壮,每日 1 次。经过 1 个月的治疗,病人情况有了较大转机,血糖和血压均恢复正常,下肢水肿消失,血沉接近正常,溃烂处基本愈合,神经痛得到控制,精神状态明显好转,体力增加,患者很高兴。建议其回家由家人给她继续艾灸治疗。

经过近 10 个月的治疗,患者病情基本得到控制,血糖、血压、血沉基本正常,过去肿大的淋巴结早已消失,尿频尿急得到控制。患者高兴地说:2011 年 10 月份还同家人去外地旅游了一趟,这是她几年来都不敢想的事。2012 年 5 月电话随访，患者身体状况良好，没有再犯，现在每日坚持做灸疗，非常有信心，说是艾灸疗法救了她的命，我们的老祖宗真是太伟大了。

（谢锡亮学生武丽娜经治）

一一、免疫功能紊乱

张某，女，47 岁，侯马侯运市场商人。2010 年 9 月来诊。

主诉：2009 年因发高热，用任何药物均无效，到北京多家医院治疗，后诊断为免疫功能紊乱。四肢无力，面红浮肿，自己说不出来的难受，不能正常生活。无论中西药均有过敏反应，所以拒绝用药。在家人的劝说下来我所治疗。

治疗：用直接灸法。

取穴：大椎、脾俞、肾俞、关元、足三里。每日 1 次，每次每穴 9 壮。

效果：1 个月后，患者自己可以步行来诊所治疗，可以在自己经营的门市部工作 4 小时。浮肿消失，气色好转。对灸法治疗信心倍增。坚持灸疗 1 年，没有感冒过，精力充沛，正常经商。

（谢锡亮学生和玉玲经治）

一二、过敏性紫癜

患者张某，男，9 岁，小学三年级学生，住山西介休市。2012 年 2 月 21 日来诊。家长代诉：孩子双下肢瘀斑 4 天，在当地介休人民医院诊断为过敏性紫癜。口服地塞米松、芦丁及中药效果不显，经朋友介绍来此就诊。查：双下肢 0.7cm×0.7cm 瘀斑 40 多处，左足背大片青紫，但无扭伤及外伤史，患者活动自如,舌红少苔,血小板 32 万(询问得知患者家 1 年前装修过室内)。治疗:补益气血、活血化瘀。直接灸身柱、膈俞,每日 1 次,每穴灸 7 壮。3 日后瘀斑渐退,5 日后瘀斑退净,10 日后痊愈,上学。

（谢锡亮学生武丽娜经治）

第五章
其他各科疑难病医案

一、过用激素副作用

案 1 患者:史某,女,9 岁,小学生,体型过胖,既往健康。

病史:1997 年 12 月 13 日感冒发烧 40℃。腭扁桃体发炎,经某医院治疗痊愈。不久下肢出现紫色疹点,1998 年 1 月 24 日经某医院诊断为过敏性紫癜,开始吃激素,每次 2 片,每日 3 次,服用 1 周。因适逢春节,停用 10 天,又出现疹点,第二次服用激素,每次 3 片,每日 3 次,以后改为每次 2 片,每日 3 次,又服 1 周无效。经临汾地区医院诊治,仍服激素每次 2 片,每日 3 次,另外加地塞米松每日 2 支,肌内注射,医生说是冲击疗法。效果不佳,副作用明显增加,来我处就诊。

现症:1998 年 4 月 17 日来诊,已病 4 个多月。主诉:身体太胖,动则气喘,下肢有很多紫红点。症见典型满月脸,黑胡子,厚肩,肥背,牛颈,隆胸,大乳房,胸前黑毛连至少腹部,臀大,双下肢粗大水肿,走路时双股内侧摩擦疼痛行动不便。皮肤干燥,毛孔大,汗毛萋萋黑色,压之凹陷,紫癜散在,不时流鼻血,食欲亢进,身高 147cm,体重 53.5kg(比其母还重 0.5kg),超重 16kg。体型肥胖臃肿,血压 16.7/8.7kPa(125/65mmHg),脉搏每分钟 88 次。

处理：拟用针法、灸法、中药治疗,经讲解患者非常合作。于是缓慢减少激素,改为每日 3 次,每次 2 片→1 片→1/2 片→0 片,1 周后停用;用直接灸法取身柱穴调节内分泌,促进正常发育,用精细艾绒麦粒大艾炷每次灸 7～9 壮,每日 2 次。针法:大椎、曲池、血海穴,治疗过敏性紫癜,每日针 1 次。辅用中药清热凉血解毒,加减犀角地黄汤(未用犀角)小剂量。灸至 4 月 25 日历时 8 天开始生效,疹点渐消,皮肤脱屑,体重下降 1kg,食量减少,行动比较方便,益增信心。于是停用针法及中药。灸至 5 月 12 日,大见效果,能够入学就读。在家里由其母施灸,灸至近 2 个月,到 6 月 10 日诸症悉除,结束治疗。以后不时来玩,活泼可爱。2000 年 6 月 30 日来查:发育正常,健康成长,在学校打篮球,喜爱运动。2001 年 2 月 26 日来访:现年 13 岁,初中学生,身高 165cm,体重 55kg,智力良好,学习成绩优秀,饮食、发育正常。体型:修长美观,精神爽朗,聪明活泼,原来症状全部消失,一切良好,在正常发育中。

按:长期大量使用激素,会出现一系列副作用,引起人体代谢功能紊乱。灸法确有调节内分泌作用,能恢复人体自然功能;灸法有抗过敏作用,能治疗许多过敏性和免疫性疾病;小儿常灸身柱有促进正常发育的作用,60 多年经历确信无疑。

案 2　患者郭某,女,48 岁。既往健康,生育男女各一人,无家族病史。10 年前常有下肢皮下出血点,1997 年以来血压高,180/120mmHg,心率每分钟 130 次,身高 1.62m,体重由 55kg 增加到 78.5kg,终年服药无效。1999 年临汾地区医院疑为肾上腺皮质瘤,经山西省人民医院确诊,于 12

29 日住北京某医院做了切除手术,住院半个月出院,大量服用激素,计用 6 周,停止后仍呕吐不止,电话咨询北京医生,仍让吃激素。2000 年 3 月 19 日,术后 2 个半月,来我所就医。血压 155/90mmHg,心率每分钟 100 次,体重 73.5kg,满月脸,黯红色,驼背,全身水肿,到处压之凹陷,皮肤黧黑、粗糙,毛孔明显,皮干大量脱屑,全身奇痒,周身大小关节疼痛,活动受限,站立、行走均困难,生活不能自理,入厕起不来,卧床需人帮助。乏力,不能应诊,进门就卧床。心情急躁,自觉难受,苦莫名状,几不欲生,自述生不如死,情绪低落,月经量极少,4~5 年来缺乏性欲。脉象迟弱,舌质胖大,苔白厚。

因病人见药即发呕,拒绝服用任何中西药物,于是只好用灸法,点穴脾俞、肾俞、足三里,当即教给其家属直接灸法之技巧,回家施灸。

4 月 29 日复诊,40 天来每天各穴灸 1 次,每穴各 9 ~ 11 壮,诸症大减或消失。血压 133/88mmHg,脉搏每分钟 73 次,信心益坚。纠正穴位,继续施灸。

6 月 19 日三诊,各穴灸痕如黄豆大,体重 55kg,心率每分钟 73 次,精神、情绪、血压、饮食、睡眠、二便、行动一切复原。月经、性欲灸后 2 个多月恢复正常。5 月 13 日曾在山西省人民医院化验,双能量骨密度测定、血液分析、临床化学、血沉、皮质醇、甲状腺,未发现明显异常数值。

嘱继续施灸,隔 2 日 1 次,巩固疗效。2 个月后可停止治疗。病人及家属喜出望外,不想艾灸竟有回天之力。本例患者初诊时,病情复杂,症状严重,十分痛苦。以往用药过多,吃不下去,拒绝用药,反对输液,无法处理,只好改用灸法,不料仅用灸法3个月,就收到意外效果,5个月即停止治疗。2001年2月来电话告知,一如常人,生活愉快。

按:停用激素2个多月,理应恢复,反而加重,几不欲生,可见痛苦之严重了。灸法有不可思议的效果,我们凡遇到此类病人均用灸法,都收到了满意的疗效。我们对疑难大病,灸法已成常规疗法,堪称简便廉验方,应大力推广。

二、中风后遗症

患者,男,73岁,退休工人。2007年5月12日初诊。患者于1年前突发昏迷,伴右侧肢体瘫痪,速到某医院住院治疗,经CT检查诊断为脑出血,抢救1月余,神志清醒,又经中西医治疗半年,疗效不佳。刻诊:右侧肢体失灵,上肢肌力0级,下肢肌力Ⅰ级,语言不清,手足浮肿,手指挛缩,舌质红、苔薄白,舌向左偏,脉沉细。血压150/100mmHg。已进入中风后遗症期。

治疗:用直接灸法,取穴百会、大椎、右曲池、阳陵泉,每穴7壮,每日1次。火针刺患侧肩髃、臂臑、外关、合谷、风池、环跳、风市、足三里、悬钟、昆仑,隔日再刺内关、通里、廉泉、阴陵泉、三阴交,2日1次,交替使用。刺血取舌下金津、玉液,放出5~10ml血液,手足十二井每穴3~5滴血,手和足井穴交替使用,3日1次。治疗10天后语言较前清晰,上肢肌力Ⅰ级,下肢肌力Ⅲ级,手足浮肿消失。1个月后语言基本正常,上肢肌力Ⅱ级,下肢肌力Ⅳ级,已能走路,血压140/90mmHg,治疗已收效。又巩固治疗1个月。半年后随访,生活能自理,语言清楚。

按：脑出血超过半年进入后遗症期，西医治疗常无多大效果，采用上述三法治疗而收到很好疗效。百会穴是手足三阳经及督脉交会处，有开窍醒脑之功。《行针指要歌》曰"或针风，先向风府百会中。"大椎穴为"诸阳之会"，有疏风通络、醒脑强壮作用，可代替风府穴使用，而且安全。曲池配阳陵泉可舒筋活络，《百症赋》曰："半身不遂，阳陵远达于曲池。"中风后多产生愉悦障碍与肢体活动欠灵，于舌下金津玉液及手足井穴施以刺血，结合火针点刺，则有祛瘀醒脑之效，使语言謇涩、肢体偏废等症得除。本例患者的治疗，采用直接灸及火针的多穴多刺，井穴的放血，从而有补有泻，标本兼治，提高了疗效，故较快地使肌力、语言恢复正常。

三、胃　　炎

案 1　患者赵某，男，53 岁，山西襄汾县农机局干部。身体健康，不胖不瘦，精力充沛，很少就医。

1987 年春节期间，因厨事操劳过度，空腹立饮高度汾白酒十数杯，当晚即觉胃部不适，未在意。病情逐渐加重，5～6 天后痛不可忍，不能进食。勉强吃东西胃部胀痛，夜间加重，不得不停止工作，卧床休息。先后经多处医院治疗，曾服中西药片、丸、散多种剂型，花几十元未见效。又请中医服汤药 6 剂，仍无效。于是怀疑有大病，饮食锐减，情绪低落。经 X 线造影、胃镜检查，无器质性病变，诊为胃炎。

1987 年 3 月 15 日来诊，愿意接受直接灸法。只用足三里一穴双侧施灸，每天 1 次，每次 5～7 壮。四五次后病情大有好转，晚上可以睡眠。于是亲自操作，自己掌握灸量，间一二日一次，从此日见向愈。大约一个多月，共灸 20 次左右，其病若失。现在，患者生冷瓜果、肉食饮料随意吃喝，无任何不适。每天工作 10 个小时以上，不觉困倦。经常骑摩托车下乡检查工作，行程 100 多公里，还能参加劳动，自以为身体比病前还好。

由于他学会灸法，自己给爱人施灸，不但治愈了膝关节炎，强壮了身体，而且意外医好了多年的带下症。他非常高兴，动员全家施灸防病。还介绍他的外甥灸治不育症，2 个月后其甥妻竟然怀孕。所以他到处宣传灸法。

案 2 杨某，男，47 岁，初中文化，山西襄汾县城关柴村干部。近 3 年来，每入秋季，自觉逐渐心窝发凉，怕冷空气，不能吃生冷，嗳气反酸，若吃不经发酵的面食更加严重，胃部痞满，坐立不安，取俯卧位稍稍得缓，颇以为苦。春暖花开，渐自愈，入夏以后，一如壮人。

1987 年秋季来诊，但不愿吃药。于是用艾卷温和灸，嘱一位女护士给他灸足三里，每日一次，连灸半个月。因灸时火力稍大，烧成大疱。讵料坏事变好事，从此在不知不觉中，不怕凉了，反酸、痞满也消失了，吃饭也不忌口了。

因艾卷温和灸本不应该烧成疱，更不应化脓，本例是在无意中收到化脓灸之效。

按：足三里乃胃经之合土经土穴，有温中散寒、健脾和胃之功，信然无疑了。

案 3 上海静安区戴某 2008 年 3 月来信说，她母亲原来患有胃病，吃药多年未有效果。1992 年，她买了一本《实用家庭保健灸法》(谢锡亮著)，按书上指导，坚持用直接灸法灸足三里，几个月后渐渐好了，怕冷的双脚也变得暖和，直到现在，冬天都不用穿棉鞋。她曾因吹空调腰部受凉,大热天也要用东西裹着腰。按书上所说,她每天坚持灸肾俞、命门和足三里,几个月后腰不怕冷了,也不用裹东西了,亲身感受到灸法的神奇效果。

案4 患者许某,男,62岁,原籍河南,山西襄汾县退休演员。自幼学戏,经常练功,身体素质好。因随剧组到处演戏,生活不规律,饥饱热凉不定,作息无规律,日久天长,渐渐发生胃病及慢性支气管炎等,身体逐渐衰弱,体重降至54kg,每年入秋就戴口罩,受凉就气短、咳嗽、吐痰,缠绵不愈,未老先衰,48岁时申请退休。

当时,经医院多次诊断为慢性胃炎,经常反胃吐食,消化不良,食欲缺乏,胃下垂16cm,常有下垂感,不能仰卧,屈曲比较舒服,十二指肠溃疡,夜间刺痛,多吃更甚;慢性气管炎是多年老病,胸透两肺纹理粗糙并发肺气肿。

1979年来就医,用直接灸法,取中脘、足三里、肺俞。几次之后病人可以直接掌握了,给他艾绒回家自灸,逐渐见效,增强了信心。首先是消化系统症状减轻,能吃能睡了。继续施灸两三个月,气管炎也大有好转,不怕受凉了,咳嗽气短少了。但因每次灸肺俞、中脘要别人帮忙,他就只灸足三里一穴,坚持2年之久,自觉精神焕发,气色良好,心情舒畅,随便吃喝毫无顾忌。严冬也不带口罩了,睡眠也好了,2~3分钟即可入眠,常常倒茶未饮就睡着了。体重增至74kg,种花养鸟,热爱劳动,过着愉快的晚年生活。

四、精神抑郁

患者某男,61岁,大专文化,侯马某企业退休职工。因遇生气事,一年多时间,心情不好,精神抑郁,食欲不振,烦躁易怒,坐立不安,每晚只能睡三四个小时,白天神情恍惚,体重减少十多斤。吃中成药及汤药几个月,未有明显好转。2008年9月来诊。取穴:足三里,直接灸,每日1次,每次9~11壮,几天后感觉轻松了,睡眠仍欠佳。就在足三里穴上加量,每侧各灸30壮。此后十几天每日灸足三里5~7壮,睡眠好转,食欲增加,情绪稳定。现在患者在家自己坚持灸足三里,每月灸8~10次,防病保健。现在,食欲好,睡眠好,精力充沛。过去多年中,每年感冒一两次,每次感冒总是伴腹泻几天。自灸足三里穴3年来,没有腹泻过,偶有风寒感冒,仅是流清涕,一两天即好。

五、精子发育不良

陈某,男,26岁,山西襄汾县陈郭村人,与24岁的李某结婚,三年余不育。原以为女方有病,曾吃几十剂调经种子药无效。经检查得知男方精液稀薄,精子很少,而且发育不良,先后去过西安、太原、北京,用药200余剂。身体日渐衰弱,不能劳动,有耳鸣、头晕、消瘦、精神不振等症状,曾用生精赞育丸、野菊花栓等药,2个月后化验结果不如以前,遂失信心,家庭不和,非常苦恼。经人介绍使用灸法,直接灸关元穴,每次20~30壮,连灸10日,后间日一次,1个月后自觉精力好,性交时间延长,又继续施灸1个月,女方停经,50天后妊娠试验阳性,终止治疗,当年生一子甚壮。

化验单对比:

灸前:灰白色,3毫升,计数太少,活动率40%,活动力差。

灸后1个月：灰白色，3～4毫升，计数0.25亿，活动率95％，活动良好。

六、小儿肺门淋巴结核

经治5例，男2例，女3例，年龄在4～10岁，灸后治愈。

案1 孙某，女，7岁，其妹4岁，均在1983年5月初因咳嗽、盗汗、消瘦、纳差而来就诊。经X线胸透诊为肺门淋巴结核，用小艾炷直接灸身柱穴，每日1次，每次5壮，连灸2周后，改为隔日灸1次。1个月后患儿精神旺盛，表现正常。经X线胸透复查"心膈肺未见异常"，病遂告愈。

按：日本代田文志曾对身柱穴进行了大量临床研究，用以预防和治疗小儿诸病，每获奇效，称其为"治小儿百病之要穴"。该穴有强壮作用，对小儿发育不良、体质衰弱、食欲不佳有良效。曾用该穴治疗肺门淋巴结核、发热、消瘦、乏力纳差，抗结核药物久治无效的病例，多获痊愈。

案2 刘某，男，7岁，精神委顿，面色㿠白，食欲缺乏，消瘦乏力，夜间多汗，睡觉磨牙，午后潮热，在38～39℃，腹胀便溏，性情急躁，易怒易哭，长期服药打针效果不著。因是独生子，爱如掌珠，家长甚忧，来求治。经检查，红细胞沉降率38mm/h，X线显示肺门淋巴结核。经用麦粒大之艾炷灸身柱穴，每日7壮，5日后体温正常，饮食增加，精神好转，每晚要求看电视。连灸10余日，上述症状显著改善，表现活泼愉快，嘱家长回去自灸。1年后随访，一如常人，已经上学。

按：身柱之穴，自古以来就是作为治疗小儿病的常灸穴位，在日本很久以前就普遍盛行。此法用于治小儿百病之功效倍于成人。

凡小儿眉间发现青筋,鼻下发红,溃烂,面黄肌瘦,神色异常,没精神,夜尿床,流口水,睡觉磨牙,用手搔下的头发带血等,都是疾病的表现,均可以灸身柱穴。对于癫、狂、痫、肺结核、肺门淋巴结核、小儿惊悸、消化不良、食欲缺乏、腹泻呕吐、发育迟缓等艾灸本穴均为适应证。

七、遗 尿 症

案1 王某,男,12 岁,山西襄汾县赵曲公社荆村人,学生。1979 年 3 月 4 日初诊。

其母代诉:患儿自幼至今,夜夜尿床,从未间断。智力、体质发育尚好。唯面色㿠白,形体羸瘦,脉沉细而弱,苔薄白质淡。乃脾肾气虚,固摄无权所致。

取穴:身柱、关元、三阴交(双)。

直接灸,每穴灸 5 壮,每日 1 次,当晚遗尿即止。灸至 7 次,停灸观察,3 个月后随访,未见复发。

案2 蔡某,女,9 岁,1979 年 3 月 12 日初诊。

其父代诉:自 3 岁"流脑"治愈后,一直夜间遗尿,从未间断,虽经多方医治,收效不大。患儿面色萎黄,形瘦,手指发凉,少气乏力,苔白质淡,舌有齿痕,脉沉细缓,属气虚型。

取穴:关元、中极、三阴交(双)。

直接灸,每穴灸 5 壮,隔日灸 1 次,3 次后遗尿止。10 次后停灸观察。2 个月后随访,未有复发。其母说,自灸后至今,脸色好转,精神活泼,食欲增加,腿脚勤快了。

按:遗尿一证,多因下元虚冷或脾肺气虚所致。

肾主闭藏,开窍于二阴,主司二便。若肾气不足,下元虚冷,则膀胱不约,不能制约水道而致小便自遗。"肺为水之上源",对通调、制约水道有重要作用。它具有调节水道、摄纳与排泄之作用,肺气不足则上虚不能制下,膀胱摄制无权而致遗尿。中医治疗遗尿一证,多以培元固肾、健脾益气、敛肺缩尿为法。运用麦粒大小之艾炷,将温热刺激直接作用于经穴,辨证施治。做到切合病机,施灸得当,自能收到良好效果。本组身柱穴,为治小儿百病之要穴,长期施灸可以强壮身体,增强体质,防病御邪,旺盛机体新陈代谢;关元、中极属任脉经之要穴,用于泌尿生殖系统及腹部诸疾,对遗尿一证,尤有良效;三阴交具有滋补脾胃、强壮身体之功,属足太阴脾经,为妇科及泌尿系之要穴。诸穴配伍,直接施灸,治疗遗尿,效果显著。

八、梅尼埃病

李某,女,30 岁,农民,河南原阳李庄人。1990年 11 月 6 日初诊。

主诉:患者五六日前,突然感到头晕目眩,如乘舟船,天地旋转,恶心呕吐,不能进食。

病史:平素健康,经常忙于家务和田间劳动,是一个强壮劳力。发病后头晕目眩,恶心呕吐,卧床不起。经过输液、注射、吃西药等多种方法治疗,效果不明显,病人及家属精神压力很大。

查体:患者双脚软弱,不能独立行走,摇摇欲倒,靠人搀扶入诊室。面色清瘦,语言无力,呈明显病容。血压 16/10.7kPa(120/80mmHg),脉象弦滑,舌苔厚腻,舌胖边红,皮肤干燥,有失水现象。听诊(一),腹部凹陷柔软,肝脾不大,四肢无异常,只有头顶中央百会穴处感觉失灵,用细棒触之,麻木不仁,余皆一般。诊断:眩晕病。

治疗:用麦粒大小艾炷直接施灸。取穴:百会、足三里。灸百会 30 壮以清头目,治眩晕;灸足三里以健脾胃,每次每穴 7～9 壮,每日 1 次。辅以中药清肝热而化痰浊,凡五诊而愈。患者第五日能骑自行车来诊,自觉头目清爽,眩晕消除,能进饮食,百会穴恢复感觉。11 月中旬,在路上相遇,见她用平车拉皮棉 100kg,去收购站卖棉花,非常高兴,称谢不已。

按:湿浊上扰,故头晕目眩,肝胆郁热,木伐脾胃而致呕吐。本病以头晕为主症之一,在百会穴上反应迟钝,这是依据经络学说诊断的特点,就在百会穴上直接施灸有奇效。这是针灸医师的实践经验,已经相传很久了。新疆的杜毓来医师曾报道数百例治疗经验。

九、食 管 癌

常某,女,72 岁,山西侯马市人,教师。身高160cm,体重 49kg,皮肤细白,因身体虚弱提前退休。患者心胸狭窄,爱生气,体质消瘦,经常自我感觉不舒,体乏无力。于 2004 年 11 月在一次吃饭时自觉咽馒头时有梗阻现象,自以为是咽部问题没有在意,此后日渐加重,感觉明显以致只能吃流食。2005 年 3 月底到侯马中心医院做内镜检查,结果诊断为:食管中上段癌症。病变呈菜花样病变。因为是中、晚期,病灶靠上,年龄大,体质瘦弱,不宜手术。拒绝放疗、化疗,一直未用过抗癌药物,症状逐渐加重。在没有办法的情况下,于是采用灸法。在病灶直上处直接施灸,定穴在前胸部、胸骨体上端华盖、紫宫、玉堂穴;背部相对应处身柱穴及下肢足三里穴,进行直接灸法,每穴灸 5 壮,每日 2 次,共灸治 1 个月,以后改为每日 1 次,治疗 3 个月后改为隔日灸 1 次。

治疗期间,加强营养,每天 3 袋牛奶约 750ml,4 枚鸡蛋,多吃蔬菜,午餐汤面一大碗。

因诊断结果一直对患者隐瞒,但她自以为病重,一生没有去过北京,于是,家人陪同利用"五一"带她去北京旅游。在此期间未断施灸,结果未出现不适,也不疲乏,旅程愉快。

灸至 2005 年 10 月中旬,患者自诉精神愉快,每天只想找活干,饮食增加,睡眠良好,下肢走路有力,体重增加,二便通畅,每天继续加强营养,直夸灸法好。

至 2006 年 6 月,共灸 15 个月,未有间断,饮食正常,能做家务劳动,精力充沛,一如常人。仍坚持继续灸疗。

据后来随访,该患者自确诊至 2008 年去世,已历 3 年,大大超过西医 8 个月的预期。此乃灸法之功。据报道在病灶直上灸可以控制癌细胞发展。

一〇、习惯性流产

杨某,女,25 岁,1988 年 4 月 10 日初诊。

主诉:月经后期,经量多,血色紫红,时有块。怀孕后常有头晕心悸,腰膝酸软,少腹冷胀,四肢欠温。

病史:婚后曾孕 3 次,每次均在 4~5 个月内流产。此次就诊时,已怀孕 2 月余,患者及家属十分担忧,前来求治。

查体:面色少华,舌淡苔薄白,脉左寸滑利,右尺沉弱,发育正常,营养欠佳。

诊断:子宫虚寒,冲任亏损,气血两虚,肾气不固,以致胎滑不固(习惯性流产)。

治疗:温补下元,补气养血,固摄肾气。取穴:子宫、阴交、府舍三穴,用麦粒大小艾炷直接施灸,每次每穴各灸 5 壮,隔 2 日灸 1 次,连续灸治 5 次。自觉腰酸乏力、头晕心悸症状好转,面色转红润,因而增加了信心。以后每 3 日灸 1 次,直至怀孕 6 个月为止。后来足月顺产一男婴,至今母子均健,合家欢乐。

按:患者因冲、任、肾三经皆虚,不能摄血养胎。胞宫失养而滑胎。子宫穴是经外奇穴,位于中极旁开 3 寸,用小艾炷直接施灸,有温暖胞宫之效;阴交穴在脐下 1 寸,乃冲任及肾经之会穴;府舍穴在冲门上 7 分,系太阴脾经、厥阴肝经及阴维脉之会。此三穴均用小艾炷,共起温宫、补血、益气的作用,子宫得血之养,得气之充,则胎元自固。

一一、长期低热

患者阎某,男,25 岁,家住河南原阳县靳堂乡南辛庄。2010 年 7 月 29 日初诊。主诉:自上初中时就经常低热,至今 10 多年,近五年时常烂嘴,头痛,多梦,汗多,腰酸,食欲不振。每晚八点多钟,必出现低热。服西药、输液方能退热,过不了三天又恢复原状。经省市县多家医院检查,血常规、肝功能、尿常规、心功能、肝胆脾,均未发现异常。

该患者身体消瘦,身高 1.8 米,体重仅 90 斤,脉弦细弱,舌质淡白嫩、苔厚腻。中医辨证:中气不足,夹有湿热。

治疗方案:

1. 直接灸,取穴大椎、中脘、关元、足三里、肾俞。每日1次,每穴7～9壮。

2. 中药,补中益气丸汤加味。

治疗十几天后,饮食增加,无低热,无其他不适,嘱其在家自灸。至11月,随访3个月,均无低热,体重增加到130斤。

按:该患者自幼身体欠佳,中气不足,虚阳外越,免疫功能差。采取直接灸大椎、关元,调整阴阳。中脘、足三里,补中益气,升清降浊。肾俞,滋阴潜阳,补充元真之气。直接施灸2次已有效果,患者信心十足,乐意接受灸疗,医患配合,故有速效之功。

(谢锡亮学生和宏领经治)

一二、末梢神经炎

患者李某,女,7岁,河南原阳县韩董庄乡马井村。2009年11月6日初诊。4天前,因在大雪里玩耍,晚上即出现四肢指(趾)头疼痛,手色发黯,痛不可忍,整日嚎啕大哭,村卫生所不知何病,仅用止痛剂,无效。

查双手指、双脚趾痛麻至腕部、踝部,肿胀明显,有蚁爬感,诊为急性末梢神经炎。中医认为,此症因寒冷而致,寒湿阻络,立取各经井穴,施小艾炷直接灸,每穴2～3壮,每日1次。辅助中药内服:当归10g、白芍10g、桂枝10g、地龙10g、黄芪10g、炙甘草5g、桃仁5g、红花5g。治疗两天,痛麻基本消失,偶有小痛仅3～5分钟,共灸治4次,停灸后用下方洗泡:麻黄30g、桂枝30g、红花30g、艾叶30g。3天后来电告知,四肢痛麻消失,行如正常。2010年8月,其家属有病来诊,告知自去年治愈后,四肢没发生异常,无任何障碍。

(谢锡亮学生和宏领经治)

一三、室性期前收缩

案1　谢某,男,36岁,在河南原阳县检察院工作。2010年9月1日初诊。主诉:时常心悸、心惊、胸闷,已有3年。晚上听到稍大声响就心惊心悸,特别恐怖,遇有情绪刺激,诱发加重。经省人民医院心电图诊断为室性期前收缩,动态心电图检查,日频发期前收缩1万5千多次,曾服用多种中西药治疗,病情如故,迁延不已。现状:心悸、心惊、胸闷,腹脘胀满,舌质淡白嫩,薄白苔,脉沉弱。心电图诊断:频发性期前收缩。中医辨证:心气虚弱。

取穴大椎、心俞、神道、中脘、关元、足三里。施用麦粒灸,每日1次,每穴7~9壮。施灸30次,自我感觉良好,心率基本正常,偶有期前收缩,已无心惊。施灸40次,心率正常,期前收缩完全消失。尚感脘腹稍有胀满,嘱继续施灸。

案2　患者王某,女,30岁,河南原阳县南关村人,经商。2010年6月7日初诊。主诉:近2个月时常胸闷、气短、心慌。尤其上楼时、情绪激动时,发作更明显。经县医院心电图检查,诊为室性期前收缩。服西药治疗无效。因是邻居,见每日来诊所灸治的人很多,故来求灸治。

该患者前半年因肥胖,针灸减肥,饮食受限,体重由原来的150斤减至110斤。渐出现胸闷气短,近时加重,脉细弱,舌质淡红,舌体偏瘦。中医辨证气阴不足。直接灸,停服一切药物,取穴大椎、关元、足三里、心俞、神道。每日1次,每穴7~9壮。灸疗5次,明显感到不胸闷,心慌气短也有好转。

连灸 30 次,上下 5 楼也不感到心慌气短。心电图检查无异常,随访 3 个月,感觉良好,无复发。

按:因针刺减肥,限制饮食,耗伤气阴,不能荣养心经,故出现胸闷气短心悸,取大椎、关元、足三里,调整阴阳,补益气血。心俞、神道,安神养心,宽胸理气,诸穴相配,施以温灸,很快见效。

(谢锡亮学生和宏领经治)

一四、心脏搭桥术后不适

患者聂某,男,60 岁,原制动器厂干部。2010 年 5 月 18 日初诊。自诉:两年前做心脏搭桥手术后,一直出现头晕、血压不稳,时高时低,近 3 个月更明显,服各种西药也不能控制,吃数千元保健品也无改善。经病人介绍来求灸法治疗。现状:头晕、胸闷、多梦,查脉弱细无力,舌质淡嫩,四肢发冷,自感体温偏低。诊为心阳不足,取大椎、关元、足三里、心俞,直接灸,每日 1 次,每穴 7 壮。施灸 20 天,每日测血压均在 110～80mmHg,血压平稳,无心脏不适,头脑清晰,寝食正常,精力充沛。嘱以后不时灸治。

按:冠心病搭桥术只是解决局部病变,病人的体质仍未改变,尚需整体调治,以防再狭窄及其他部位血管变窄。灸这组穴位可调整人体阴阳,益气养血,强壮身体,防患未然。

(谢锡亮学生和宏领经治)

一五、腰椎间盘突出症

案 1 患者,女,42 岁,工人,于 2006 年 12 月 1 日就诊。主诉:腰痛、左腿痛 2 年余,时轻时重,抽筋样疼痛。曾在山东烟台做过 2 次腰椎微创手术,第 1 次 2005 年 5 月做完后好转,11 月复发,痛苦难忍,经西药、中药、封闭、按摩、牵引等治疗不佳,CT 检查:L_4/L_5 及骶椎间盘突出。抗"O"阳性。腰阳关、环跳、承山等穴处有压痛,肌肤麻木,直腿抬高试验阳性。脉沉,舌淡、苔白。诊断:腰骶椎间盘突出。

治疗用直接灸法,穴取腰阳关、命门、大椎、关元,用化脓灸法,每日 1 次。患侧环跳、承山、阳陵泉、足三里、悬钟等穴用发疱灸,3～5 日灸 1 次。经治疗 7 天后腰部及下肢疼痛麻木症状减轻,15 天后症状消失,1 个月后已经正常上班,随访后 5 个月未复发。

案 2 患者,男,45 岁,工人。2007 年 5 月 16 日初诊。腰腿痛 10 年,近 1 年加重。疼痛沿双下肢膀胱经向下放射,腰阳关、承扶、委中、承山穴均有明显压痛,直腿抬高试验阳性。平素全身无力,多梦、怕冷,下肢发凉,饮食不佳。舌淡,苔白腻,脉滑细。CT 示:腰 3～4 椎间盘突出。

治疗用直接灸法。取穴:腰阳关、大椎、关元、足三里、承山,每穴 7 壮,每日 1 次。火针刺腰 3～4 椎夹脊穴、环跳、承扶、委中、昆仑,每 3 日 1 次。刺血选委中穴,双侧交替使用,每次放血 10～30ml,3～5 日 1 次。共治疗 1 个月,诸症皆消,正常上班。自觉双下肢有力,饮食增加,能参加体力劳动。随访半年未复发。

按:腰椎间盘突出症在命门、腰阳关、环跳、承山、悬钟等穴位压痛点上直接施灸,能温通经脉,调理局部经气,改善血液循环,解除局部软组织水肿、痉挛,以达到止痛的目的,故疗效快而明显。大椎、关元,一阳一阴,配合使用,温补阳气从而提高疗效。

（谢锡亮学生谢延杰经治）

一六、面 部 痉 挛

　　患者刘某，女，35 岁。2007 年 2 月 1 日初诊。左侧面肌痉挛 3 年，近 2 个月加重。面部以眼角、嘴角抽搐为主，每遇生气、受凉时加重，每日发作数十次，曾用针刺、中药、西药等方法治疗不佳。刻诊：面色无光泽，全身疲乏无力，精神不振，记忆力减退，腰膝酸软，饮食欠佳，消瘦，舌质淡苔白、边有齿痕，脉细。治疗用直接灸，取穴大椎及两侧足三里、三阴交，每穴 7 壮，每日 1 次。经治疗 10 日后上述症状大减，1 个月后症状全部消失，随访 3 个月未复发。

　　按：面肌痉挛临床难愈，易复发，多因脾肾虚所致，大椎补阳气，足三里健脾胃补气血，三阴交补肝益肾，诸穴合用，疗效增强，收效迅速。

（谢锡亮学生谢延杰经治）

一七、颈 椎 病

　　患者高某，女，46 岁。2006 年 11 月 17 日初诊。颈部酸楚、头痛、头晕、失眠、左手麻木 2 年余，头晕重时伴恶心、呕吐，平时左耳耳鸣，急躁易怒，痛苦面容，精神疲倦，舌质红、苔黄腻，脉沉涩。查体左肩有一个条索状物，推之能活动，压痛明显。CT 示：第 3～5 颈椎后缘骨质增生，颈椎呈反弓状。诊断为颈椎病，治疗用直接灸，穴取百会、大椎、颈 4～5 椎之间及左肩部条索状物之上 4 处，每日 1 次，每穴 7 壮。10 日后头痛、头晕、失眠、多梦减轻，1 个月后诸症消失而愈。

　　按：百会穴是手、足三阳经与督脉之交会穴，治头痛、眩晕、失眠、多梦等之要穴,敏感而见效速。大椎为六阳之会,能增强机体免疫功能和抗病能力以及改善头部血液循环。压痛点直上施灸非常重要,能使局部血脉畅通,循环改善,软组织水肿、痉挛得到缓解,故疗效显著。

(谢锡亮学生谢延杰经治)

一八、神 经 衰 弱

患者王某,女,62岁,初中毕业。原籍河南,因生活困难于18岁时来到山西,住霍山西麓半山区。本人营养不良,体质较差,还得上山下沟种地去集市卖菜,养家糊口,生有四女三男。住的是土窑洞,受风寒、潮湿,三十多岁就患有神经衰弱,四十岁左右,周身关节疼,失眠,乏力,多种亚健康症状,不断吃药。五十岁左右,各种症状加重,失眠,急躁,关节疼,怕冷,每到秋冬,怕风,经常感冒。家里大儿子开有医院,有条件常年输液吃药不断,不见效果,严重时痛不欲生。后来通过电话向笔者问诊,嘱其艾灸大椎、足三里,因其灸的量少,也有间断,没有明显效果。2008年下半年,感觉病情严重,去临汾、太原、北京等地大医院检查,未发现明显大病。

2008年11月来诊。其病情属风寒湿痹,阴阳俱虚,改用重直接灸。取穴:大椎、关元、足三里,用较大艾炷多壮数施灸,每穴达四五十壮,自己不断加大剂量,关元穴一次达百余壮。本人感觉,施灸火力越大时越感到舒服。灸关元穴时,出汗,感传至下肢。如此重灸,一个月有余,饮食增加,精神饱满,睡眠良好,情绪愉快。与灸前相比,判若两人,对生活充满信心。过去不断吃中药,每次四五十剂,各种成药每天吃,不断输液,每次连输几十瓶。

自灸后,一切中西药物停用。2009 年 1 月来信汇报情况,不仅痊愈,还向亲属和邻居宣传灸法的好处,很多人开始用艾灸保健防病。

按:用灸法治疑难病症,需循序渐进,日久见功。此患者初灸时,灸的量少,且不能坚持,未显效。来诊时,用较大艾炷多壮数施灸,每穴达四五十壮,本人觉感传强烈,要求加大剂量,关元穴一次达百余壮。经施灸月余,大见效果,已愈。

一九、贫 血

患者常某,女,70 岁,退休教师,侯马市西新城村人。40 岁时患贫血,头重脚轻,不能给学生上课,不能照顾孩子和操持家务。一次开会时突然晕倒,住院治疗多日,稍有好转。来治疗时,用直接灸法,灸双侧足三里,每日一次,每次 7～9 壮,如麦粒大艾炷灸。自觉痛苦不大,坚持用灸半年,再也不头晕了,身体健壮,如同变了一个人。

二〇、功能性子宫出血

案 1 患者张某,女,32 岁,家住河南原阳县南街。2010 年 4 月 18 日初诊。自 25 岁生育后,月经经常量多,淋漓不尽,每次均是 15～20 天方干净,曾多次使用止血剂、内分泌制剂、中药胶艾汤、输血、刮宫等方法,治疗无效。现月经淋漓已 15 天,毫无收止感。面色苍白无光,四肢无力,食欲极差,头昏,大小便尚可。平素经常感冒。妇科检查,未发现器质性病变,诊断为子宫功能性出血。脉沉弱,舌质淡嫩。中医辨证为:脾肾阳虚,中气不足。

治疗方案:直接灸。

(1)行经期:取穴中脘、隐白、大敦,每日 1 次,每穴 15 壮灸至月经干净。

（2）经后期：取穴大椎、关元、中脘、足三里、脾俞、肾俞，每日 1 次，每穴 7 壮，连灸 10 天。

第一次施灸后，月经量明显减少，灸治 3 次，月经干净，嘱休息 3 天后，直接灸第二组穴，连灸 10 次。

5 月 4 日，月经来潮，按第一组穴位，连灸 5 天，行经 7 天，干净。经后期灸 10 次，面色略红润，食欲增加，精神状态好转。6 月 3 日，月经来潮，治疗方同上，行经 7 天。

经 3 个月经周期的治疗，食欲大增，由每日 3～5 两主食增至 0.8～1 斤，体重增加近 15 斤，睡眠良好，面色红润，自觉 10 多年来从未有过的舒服感。

随访半年，月经周期、色、量均正常，身体无异样，无一次感冒。

按：该患者自生育后，损伤脾肾，伤及气血，气虚无以固血，故月经淋漓，四肢乏力，腰酸，易外感。行经期，灸治中脘、隐白、大敦，可起到补中益气、藏血止崩的作用。经后期灸大椎、关元，调整阴阳。中脘、足三里，调补中气，使统血有权。脾俞、肾俞可益脾之统血、肾之收藏、固摄作用。故施艾灸，温补而起效。

（谢锡亮学生和宏领经治）

案 2 马某，女，40 岁，霍州人。2010 年 5 月初诊，子宫出血，第一天少点，第二天开始大量出血，一直到第四五天才减少。一天用几张卫生巾、一卷卫生纸，得去十几趟卫生间。晚上睡不安（实际是不敢睡）。曾在霍州矿务局医院、霍州仁福堂医院中西药治疗，没有效果。开始说是带环引起的，取了环还照旧。干点稍重的活，月经就特别多。2010 年 5 月化验，血红蛋白 74g/L（正常范围 110～

160g/L），吃了半年药，2011 年 1 月到 2012 年前半年，血红蛋白 88g/L。2012 年 6 月化验为 70g/L。

经询问病史，该患者 14 岁来月经，1998 年生一男孩，现已 15 岁。自生儿子后，月经就特多，有大量黑血块，一来就 6 天，有时甚至 10 天。面色发黄。每到冬天，手脚冰凉，半夜也暖不过来。5 年来冬天老咳嗽，腰困，扫一次地得歇几次。坐车连 1 小时都坚持不了。上二层楼腿就酸痛。站时间长了，脚后跟就痛。老是感到疲乏无力。多年来，在市人民医院、矿务局医院化验、吃药，没什么效果。曾用铁剂补血片很长时间，经期一到就吃，一系列贫血症状还是依旧出现，十分苦恼。

2012 年 6 月，适逢我在霍州朋友家小住，朋友家属介绍患者来诊。据以上情况，需强壮全身，培补阳气。处方用直接灸法，取穴：大椎、隐白、大敦，每日灸 1 次，大椎每次灸 15 壮，隐白、大敦每次灸 3 壮。大椎连续施灸。本月只灸 3 天，共 3 次，痊愈。嘱下个月经期提前 2～3 天，照上法灸各穴。

二一、子宫内膜异位痛经

某女，年逾 40，患子宫内膜异位，多方医治无效，痛经逐月加重，有大血块，质地稠，经期提前，每月 20 天左右。遂教其用艾卷悬灸。每月月经干净后 3～5 天，在三阴交、小腹部及腰骶处，每次灸 50 分钟，每月施灸 15 天，连续灸 3 个月经周期，以观疗效。她在家用灸法治疗 3 个月经周期，已基本无痛经现象，周期亦正常。

该病属非突发性疾病，日积月累而发病，治疗亦非一时之功，嘱其以后每月施灸 3～5 次，以保健治疗。

按：子宫内膜异位，属中医学的痛经、癥瘕之类，病因或因情志不舒，气滞血瘀，或饮食伤脾，痰浊内生，或因外受寒湿，内侵气血，痰瘀内阻，或因流产、刮宫等手术，伤及经脉经络。总之痰瘀是此病的主要病因。温通法即为治疗该病的大法。艾灸，温阳益气，温通经络，散风祛寒，活血化瘀，健脾祛湿。故选艾卷悬灸。此法治疗无痛苦，非常舒服，在享受温热、体会灸感中消除顽疾。

（谢锡亮学生和宏领经治）

二二、神经官能症

患者王某，女，38 岁，教师。近 2 年来，四肢发冷，恶寒，秋着冬装，经常失眠，天天做噩梦，均梦见死人，晨起烦躁，常发无名火，面色发青，小腹凉痛，痛经，脉沉弱，舌质淡白嫩。中医辨证：阳气虚弱。

取穴大椎、气海、关元、心俞、神道、命门。

施灸方法：麦粒灸，每日 1 次，每穴 7～10 壮。灸治 1 次后，发冷恶寒感觉减轻，灸 10 次后，四肢发温，10 天内没做噩梦，晨起不再烦躁。其夫说，她的脾气也好多了。连续施灸 15 次，诸症消失。嘱少食寒凉，多运动，呵护阳气，不定时温灸保健。

（谢锡亮学生和宏领经治）

二三、前列腺炎

患者莫某，男，84 岁，太原市新华书店退休职工。2012 年 1 月 7 日来诊。由老伴代诉：慢性老年性前列腺增生伴前列腺炎，排尿极度困难，双下肢水肿严重。在山西省中西医结合医院泌尿科急诊住院，B 超显示：尿残留达 1/3，行插导尿管排尿。患者不思饮食，大便秘结，口渴不敢饮。于住院 3

天后来我处治疗。

查：患者病态面容，表情淡漠，说话语音低微，舌淡红苔厚腻，脉沉缓无力有结代，畏寒严重、下肢水肿（＋＋＋），带导尿管。

治疗：直接灸大椎、脾俞、肾俞、关元、足三里（重灸大椎和关元，每穴 21 壮，其他每穴 7 壮），辅以针刺：中脘、天枢、秩边、三阴交、太溪。治疗 4 日后下肢水肿渐消，拔掉导尿管，继续上法治疗，7 日后饭量增加，主动要求下床活动，10 日后水肿全部消失，精神好转，舌苔变薄。停止针刺，回家继续灸治。今年"五一"前随访，患者排尿正常，饮食正常，精神饱满，每日还坚持艾灸，并准备近日回杭州老家看看（这个愿望已有很多年，一直不敢想）。

（谢锡亮学生武丽娜经治）

二四、面 部 痤 疮

患者程某，女，18 岁，高中学生，住太原胜利街。2011 年 11 月 23 日来诊。主诉：面部痤疮 3 年，多方医治无效，现面部皮肤损毁严重，后背痤疮满布，且痤疮上均带脓点，大便秘结（平均 3～4 天大便 1 次），保留有患者图片。查：痤疮遍布满脸及后背，上带脓点，面部皮损严重，舌质红，苔黄腻，口气严重，脉洪大且数。

治疗：健脾化湿、疏肝理气、活血消斑。直接灸身柱、膈俞、脾俞、三阴交，每穴 5 壮，每日 1 次。辅以针刺：大椎放血加罐，印堂、太阳、颊车、肺俞、大肠俞、天枢、足三里、丰隆、太冲。隔 2～3 日针刺 1 次，嘱患者清淡饮食，忌食辛辣带刺激性食物及甜食，注意休息，保证睡眠。上法治疗 10 天后，痤疮不再有新的出现，且脓点渐消，大便每 1～2 日 1

次,舌苔变薄,口气变淡,20天后痤疮渐平,面部皮肤开始有光滑处出现;断断续续治疗近1个月时间,因高三学生,功课较紧,针刺治疗时间往往不能保证,故嘱咐家长在家坚持艾灸上穴。2个月后,面部痤疮全部消失,皮肤变白变细,面色红润光滑,治疗结束。

（谢锡亮学生武丽娜经治）

二五、荨　麻　疹

患者陈某,女,40岁,职工。2011年8月11日来诊。主诉:慢性盆腔炎5～6年,白带色黄有味,小腹胀痛,曾口服中药及静脉用消炎药,但停药后不久就又犯了。2011年5月初,突发胃痉挛,使用止痛药后第二天出现皮肤丘疹并瘙痒难忍,以身体各部多见,面部很少,在山西省中西医结合医院就诊,诊断为荨麻疹,建议口服西替利嗪,服药后症状缓解,但一停药症状就又加重至今。查:前胸后背及四肢可见大小不等红色凸起皮肤丘疹数十个,身上到处有被抓过的痕迹,舌红苔黄腻,脉浮数。印象:荨麻疹,机体免疫力低下伴过敏体质。

治疗:祛风止痒,提高机体免疫力。直接灸:大椎、风门、脾俞、关元、足三里,每穴7壮,每日1次。治疗3天后丘疹消退,10天后妇科症状减轻,黄带颜色变浅变稀无味,腹痛腹胀减轻,上法连续治疗1个月,患者痊愈,至今随访各种症状未再复发。

（谢锡亮学生武丽娜经治）

二六、糖　尿　病

患者范某,女,46岁,个体经营者,住临汾市。2011年7月3日来诊。主诉:颈椎病6～7年,头晕头痛、子宫肌瘤、心烦易怒,失眠、健忘、口苦。自认为颈椎病引起头晕头痛,曾在某几家医院看病,但几年来症状非但未减轻,反更加重,导致后来不能正常工作和生活。4 年前发现血糖升高,心烦、失眠、健忘、口苦严重,每日注射胰岛素两次(16 个单位/中午,14 个单位/下午)。几年来,因疾病缠身,已不能再做生意而走上四处求医的道路。

检查:患者形体肥胖,双眼上下眼睑发黑(严重的黑眼圈),空腹血糖 10.5mmol/L,舌红偏瘦,苔薄白,脉弦细无力有结代。

印象:肝肾阴虚肝气不疏(内分泌紊乱)。

治疗:疏肝理气,补肾健脾。

直接灸:大椎、心俞、胰俞、肾俞、关元、足三里(心俞、胰俞、肾俞分成两组,每日各取一组,大椎、关元、足三里穴为每日必灸穴),每穴 7 壮,每日 1 次。10 天后,黑眼圈明显淡化,脾气性格得到改善,血糖下降,胰岛素开始减量;20 天后睡眠得以改善,头晕头痛症状消失。共治疗 40 天后患者胰岛素使用维持量,每日 8 个单位,其余症状全部消失,痊愈回家,目前仍然坚持艾灸养生保健。

(谢锡亮学生武丽娜经治)

二七、多发性淋巴瘤

患者李某,女,74 岁,家庭妇女,住太原五龙口铁路宿舍。2011 年 10 月 7 日来诊。老伴及女儿代诉:全身淋巴结肿大半年余,伴皮肤过敏一个月。经山西医科大学第一、第二医院诊断为多发性淋巴瘤,因多种抗生素过敏无法用药(青霉素类、头孢类、阿奇等药物),因此治疗效果一直不好。

查:所有淋巴结均肿大,肉眼可见颌下淋巴结像串珠样增多,质地较硬,左项部淋巴结压痛明显,咳嗽、咳痰不爽,小便不利,双下肢水肿(＋＋),眼睑浮肿伴口干口苦,乏力及烦躁不安,舌红苔黄、脉数,体温 38.7℃。

治疗:直接灸大椎、膏肓、脾俞、关元、足三里,每穴 9 壮,每日 1 次。患者夜间出现体温升高现象,对症给予退烧药。直接灸 10 天后做青霉素皮试阴性,故静脉给药:美洛西林钠 5g,替硝唑 0.4g,盐酸氨溴索 30mg,建议患者住院使用抗生素对症治疗。并坚持艾灸治疗。直接灸可以较快提高患者机体免疫力,提高抗过敏能力,其效果得以证实。

(谢锡亮学生武丽娜经治)

二八、慢性咽炎

患者魏某,女,78 岁,北京铁路局工程处退休职工。2011 年 7 月 24 日来诊。主诉:慢性咽炎多年伴口干无唾液、眼干眼涩。查:舌红舌燥少苔,脉沉细。印象:肝肾阴虚,津液不能上达。

治疗:直接灸肝俞、肾俞、关元、足三里、三阴交。每穴 7 壮,每日 1 次。共治疗 1 个月痊愈,近日随访一切正常。

(谢锡亮学生武丽娜经治)

二九、便　　秘

患者杨某,女,49 岁,酒店老板。便秘十余年,伴有左下腹部疼痛。经 B 超、肠镜检查未发现异常。症见大便 3～5 天 1 次,面色㿠白,神疲乏力,头晕心悸,舌淡苔薄,脉弱。曾多次用中药、西药、改变生活习惯等办法治疗,未能痊愈。2009 年用小艾炷直接灸中脘、天枢、足三里,每日 1 次,每穴 9

～11壮。3个多月后,以上诸症皆愈。大便日1～2次,未见腹痛。现坚持经常应用灸法保健。

(谢锡亮学生杨占荣经治)

三〇、腺样体肥大

李某,女,2岁,家住卫辉市北马头村。一年前因夜间常打呼噜,严重时呼吸困难,时而暂停。经CT诊断为腺样体肥大,建议外科手术治疗。患者家属不同意手术。来诊后采用半粒米大艾炷直接灸法,取穴大椎,每日1次,每次3壮。1个月后症状明显好转,3个月痊愈。

(谢锡亮学生杨占荣经治)

三一、病毒性疱疹

于某,女,65岁,黑龙江人,退休教师。2011年10月23日就诊,身上起莫名疹子,经几家医院未查明病因。

主诉:身前身后起白色小水疱,似疹且硬,头略红。

病史:两个月前回老家办事上火,受凉后背见少量小疹子,后洗澡挠破,全身皮肤感染。当地医院诊为病毒性疱疹,打针输液月余未见显效,回定居地痒甚来诊。

症状:疹子色白、头红,表面干破,不知痛痒。

治疗:温和灸。

取穴:命门、肾俞、中脘、关元、足三里。

两次见效,两疗程显效,五疗程临床治愈(一周为一疗程)。

(谢锡亮学生向宏昌经治)

三二、风　疹

案 1　程某,女,49 岁,河南洛阳市人,工人。2010 年 6 月初诊。

主诉:身痒一月余。

病史:一个半月前出门旅游,冷热交替加之劳累受风,突发身痒,洛阳市几大医院治疗几乎无效,短短一个月花费上万元。

症状:心烦急躁,背部、腹部、腰部瘙痒,斑疹时隐时现。

确诊为风疹。

治疗:直接灸。

取穴:大椎、风门、肺俞、脾俞、中脘、血海及痒部。

几分钟内见效,半小时后止痒,三次痊愈。

案 2　王某,男,27 岁,山东荣成石岛人,工人。2011 年 12 月 27 日初诊。

主诉:身痒,起疹。

病史:昨天冒雨干活,晚上熬夜上网,白天朋友聚会,吸烟很多,突发身痒。

症状:心烦、身痒、怕凉、口唇青黯、遍头身大斑疹。

治疗:直接灸。

取穴:大椎、脾俞、命门、中脘、关元、血海及大面积疹部。

数秒内见效,十几分钟痒感消失,半小时痊愈。

(谢锡亮学生向宏昌经治)

三三、阵发性睡眠性血红蛋白尿

张某,女,21 岁,在校大学生,山西霍州辛置镇人。2012 年 5 月突然反复多次尿血，经山西省太原铁路医院、山西省中西医结合医院、山西医科大学第二医院、山西省中医院等多家医院诊断、治疗，确诊为"阵发性睡眠性血红蛋白尿"。曾用过大量激素，满月脸，水牛背，反复感冒，症状未见减轻。2012 年 10 月 26 日开始应用小艾炷直接灸。取穴：大椎、膈俞、脾俞、胃俞、绝骨、三阴交等穴。以上穴位上下午交替施灸，每穴每次 9 壮。灸至两个月，未见尿血和任何不适。嘱其坚持间断施灸，以防复发。灸治期间逐渐减少激素，至 2013 年 1 月停用。

　　按：本病症临床少见。用直接灸法有效，可见与免疫功能紊乱有关。

（谢锡亮学生杨占荣经治）

三四、慢性肾炎

　　樊某，女，48 岁，卫辉市人。1 年前全身浮肿，腰部与下肢尤甚。被本市医学院附属医院诊为慢性肾炎，住院用中药治疗，未见减轻。2012 年 10 月开始用小艾炷直接灸。取穴：大椎、肾俞、关元、足三里。每日 1 次，每穴 9 壮。3 个月后水肿消失，精神良好。继续间断施灸，维护健康。

（谢锡亮学生杨占荣经治）

三五、鼻　窦　炎

　　患者和某，男，17 岁，河南辉县一中学生。2009 年 12 月 12 日初诊。近 2 年来，时常头晕头痛，流鼻涕，鼻塞，经常感冒，严重影响学习和日常生活，经常烦躁易怒，思想不集中，记忆力减退，面有痤疮，身体消瘦，身高 1.78 米，体重仅 50 公斤，大小便尚可。2009 年 8 月，做了鼻息肉全切手术，症状改善不到 50 天，又发生头晕头痛、鼻塞，服西药抗过敏剂，略有改善。因其在外县上高中，每两周回家一次，休息两天。采用灸法治疗，考虑灸量问题，因两周回家灸一次，间隔时间长，所以决定重灸，取大椎、上星两穴。大椎穴施以麦粒灸，每次灸 30 分钟左右，大约百壮。上星轻灸 5 壮。施灸 2 次，诉施灸时有艾味窜入鼻腔，即感觉鼻腔开始透气，较前大为通畅。以后每两周回家 2 天，施灸两次，大椎仍灸 30 分钟，近百壮。共灸 10 次，历时两个月，没有发生过感冒、流涕、鼻塞、头痛头晕等症状。

按：该患者系自己孩子，在外上学，用其他疗法不方便，突发奇想，采用重灸，效果出乎意料。艾灸必须火足气到，气至而有效。近一年内，仅有一次感冒，症状较轻。

（谢锡亮学生和宏领经治）

三六、放化疗白细胞减少

案 1　患者张某，女，39 岁。于 2008 年 2 月 15 日前来就诊。患者 1 年前因胃癌（低分化腺癌）做了胃全切手术，但还有残留，因此接受化疗，随着化疗的进行，白细胞数又开始下降。自接受艾灸治疗后仅几天时间，白细胞就由就诊时的 2×10^9/L 上升到 3×10^9/L，于是开始下一疗程的化疗，化疗期间仍坚持艾灸，化疗结束后第二天查血，白细胞为 4.3×10^9/L。患者仍坚持每天艾灸，精神状态良好，吃饭较前大有改善，白细胞上升到 5×10^9/L 以上，且一直维持在这个水平。取穴：大椎、胃俞、中脘、关元、足三里。2008 年 9 月重返工作岗位，至今身体状况很好。

案2　患者戴某,女,52岁。2006年年底做颌下腺癌手术后,于2007年年底又发现舌下腺癌而再次手术,手术前来我处接受艾灸治疗以增强免疫力。当入院常规检查时又发现有肺部转移,且呈点状而不能手术治疗,后经北京各大医院、山西各大医院诊断,均不能手术,而放化疗又没有特效,患者当时极端恐惧。在做完舌下腺癌切除手术后,即开始接受化疗,由于此病情发展较快,近一年多时间有多部位转移,几乎所有医生对此病的态度都比较消极。化疗前查血,白细胞在 4.5×10^9/L 左右,因已接受艾灸治疗,所以,尽管化疗了几个疗程,白细胞始终没有低于 4×10^9/L,患者精神状态始终良好,饮食起居也正常,化疗后的副作用极轻,就连肿瘤医院的医生都感到奇怪。

灸疗取穴:大椎、肺俞、膈俞、关元、足三里、绝骨。开始一个月期间内每天艾灸治疗两次,用小艾炷直接灸,每次每穴灸 9~15 壮,一个月后改为每天灸疗一次,连续治疗半年时间。白细胞始终维持在正常水平。该患者灸疗后,痛苦减轻,生活质量提高,存活期比北京、上海大医院的断定延长了一年半。

（谢锡亮学生武丽娜经治）

三七、肠　　炎

案1　患者张某,男,42岁,河南原阳县福宁集乡政府干部。2010年4月12日初诊。自诉:大便带血半年余,时有腹痛,大便每日 4~5 次,经河南省人民医院胃肠镜检查,诊断为结肠炎、直肠炎、胃息肉。服西药及内塞剂治疗半个月,症状无明显改善,又出现性功能障碍,精液大减,故不敢用西医治疗,求治中医。现症:大便次数多,每次带血,腹痛,烦躁,体重较前减轻 10 公斤,食欲差,面色灰黯,脉弦弱,舌质淡胖,略有牙印。辨证为肝脾不和。直接灸:大椎、关元、足三里、肝俞、脾俞,停服一切药物。每日 1 次,每穴 9～11 壮。

施灸 10 次时,大便几乎不带血,腹痛大减。施灸 20 次时大便正常,每日 1 次,便质稍稀。施灸 30 次时,大便色质正常,食欲大增,体重增加 15 公斤。此后,隔日灸一次,又施灸 10 次。随访半年,便血腹痛无复发,体重较病时增加 10 公斤,面色红润,精力充沛。感激之情,无以言表。

案 2　患者栗某,女,60 岁,家住河南原阳县南街,农民。2009 年 11 月 10 日初诊。主诉:干呕、嗳气 8 个月,经河南省人民医院胃镜检查诊断为霉菌性食管炎、幽门炎、十二指肠炎,治疗半年无效。现症:干呕、嗳气。发汗时,气逆咽部,胸脘部如石堵,痛苦欲死,每日发汗 10 余次,胸脘灼热,心悸,大便稀溏,食欲极差,精神颓丧,烦躁,面色黯青,脉弦弱,舌质淡白,有齿印,薄白苔,舌尖发红。中医辨证:肝郁化火,脾虚气逆。

治疗:直接灸,取穴中脘、梁门、鸠尾、胃俞、胃仓、太冲、神道、足三里。每日 1 次,每穴 7 壮。经 2 次灸疗,自觉诸症缓解,胸脘痞塞如失,气逆于咽仅 2 次,面有喜色。灸治 10 次,诸症皆消,食欲大增,全身有力,大便成形,胸脘闭塞完全消失,面有润色。坚持施灸 18 次,8 个月的痛苦消失。

按:患者症见胸胁脘部胀满痞塞,嗳气,干呕,抑郁,痛苦万分。此属肝郁化火,又有食欲差,大便稀溏,四肢乏力,当属脾虚,运化失司。辨证选穴中脘、梁门、足三里,调理肠胃,助运纳谷,降逆止呕。

太冲、神道,疏肝泻火,清心宁神。鸠尾,宁心化痰,和胃除逆。胃俞、胃仓,健胃和脾,理气通络,诸穴相伍,共奏调理肠胃、宽胸理气、疏肝宁心、清利咽喉之功。温灸刺激,效力极大,见效之快,出人意料。

(谢锡亮学生和宏领经治)

案 3 患者阎某,男,44 岁,河南原阳县太平镇朱庵村。2010 年 7 月 22 日初诊。自诉腹痛腹泻近一年,经新乡市中心医院、河南省人民医院肠镜检查,确诊为结肠炎,经常低热 37.2～37.3℃,排除肠结核。体重由 135 斤下降到 80 斤,干瘦如柴,食量每餐 2 两左右,大便稀溏,粘连,每日 7～10 次。心率过快。经中西医治疗无效,实感绝望。

查腹部板硬,有痛感,脉沉紧,舌质淡白,薄白腻苔。中医辨证,脾胃虚寒,寒湿内阻。因畏针,服中药较多,不乐接受,即用艾卷悬灸。使用三孔灸盒,直接放置中脘、神阙、水分、天枢部位,每次温灸50 分钟,灸后加火罐 10 分钟。

第一次施灸时感觉热气在腹部来回旋转,极其舒服。连灸 10 天,每次均有传热感,有时传感至下肢、后背,有时后背有汗出。温灸 8 次,大便成形,每日 2 次,食欲大增,每次半斤左右。温灸 14 次,大便成形,每日 1 次,食量每日 2 斤左右,体重增加,共温灸 20 次。3 个月后,介绍本村病人来诊,言近 3 个月来,饮食、大便、睡眠均正常,体重增到130 斤,欣喜难以言表,感谢救命之恩。

按:艾条施灸,必有灸感方可起效。该患者施灸过程中,有强烈的传热、导热及透热的感觉,火足气到,去病如反掌。

(谢锡亮学生和宏领经治)

三八、感　冒

患者,女,42岁,工人,于2007年1月17日初诊。病史:2年以来经常感冒,近1个月加重,并发支气管炎。临床见咳嗽、痰多。经用抗生素等输液治疗28天,疗效不佳。刻诊:怕冷,背部发凉,多汗,鼻流清涕,腰背酸困,全身乏力,舌质淡、苔白,脉细。诊断为虚寒感冒,并发支气管炎。治疗用直接灸法,穴取大椎、肺俞、关元、足三里,每穴7壮。灸治1次后,多汗、鼻流清涕、腰困乏、全身乏力等症状消失;1个月后,面色红润,精力充沛,食欲增加,痊愈,停止治疗,正常上班。随访3个月未复发。

按:本例病人体质虚寒,滥用抗生素以致体质更加虚寒,经常感冒,机体免疫功能低下。大椎为六阳之会,总督一身之阳,能提高机体免疫力与抗病能力;肺俞具有调肺气、清虚热、宣肺、止咳化痰作用;关元补益肾气,鼓舞正气,可提高机体免疫功能;足三里健脾胃,疗虚热,强壮全身。诸穴合用,疗效增强,病遂痊愈。

（谢锡亮学生谢延杰经治）

三九、老人、小儿体弱(易感)

案1　禹某,女,76岁,住太原市建设南路12号院。2012年8月23日来诊。

主诉:感冒3日,浑身疼痛,四肢乏力,心慌。

现病史:近几年患者经常性感冒,且所有抗生素等药物均过敏不能使用。畏寒严重,四肢末梢冰凉。

查:脉象细缓无力,舌淡苔白腻。

印象：免疫力低下，脾肾阳虚。

　　治疗：提高免疫力，温补脾肾。

　　用小艾炷直接灸法，取穴大椎、风门、关元、足三里，初灸每日1次，每次每穴11～15壮。当日灸完即感觉身体舒服很多，连续施灸10天，上述症状全部消失，嘱患者女儿回家后坚持给其间断灸疗。4个月后回访，患者身体状况很好，前不久因牙疼使用抗生素无过敏反应。说明患者体质及免疫功能已经改变。

（谢锡亮学生武丽娜经治）

　　案2　杨某，男，5岁，住卫辉市牛奶站后家属院。出生1个月患有严重湿疹，2岁半前反复感冒、慢性咳嗽、喘息性支气管炎、支气管肺炎、病毒性心肌炎，经常住院，严重时一个月两次。长期使用抗生素。2010年3月来诊，采用半粒米大艾炷直接灸法，取大椎、肺俞，每日1次，每穴灸7～9壮，5个月未间断。此后间断灸。两年来感冒很少，很少吃药，患过一次肺炎，肌肉注射针剂即愈，未住过医院治疗。现在患儿发育正常，营养精神良好。

（谢锡亮学生杨占荣经治）

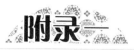
附录
灸医临诊要诀

谢锡亮

莫道灸法难开展，放弃不用欠学问。
艾灸神奇少人知，全在医者有耐心。
疑难大病用灸法，经济节约效如神。
若有巧手施艾炷，妇人孺子皆相信。
或谓炮烙受痛苦，比起手术都能忍。
麦粒艾炷容易燃，一秒时间即灭泯。
灸术之中有技巧，穴位重要应定准。
艾绒粗细有讲究，艾炷大小要区分。
壮数多少依病情，每次几穴先定真。
非瘢痕灸穴宜多，瘢痕施灸少伤身。
点燃艾炷藏妙诀，热力高低要均匀。
不经实践空害怕，误术误己误病人。
奉劝治病养生者，大力施行莫因循。
科学实验常报道，调节免疫壮人身。
笔者使用数十年，有口皆碑非空论。

附录二
初识直接灸法

本人虽已从事中医临床医疗 20 多年,但对直接灸只闻其名,未见其术;疑是求学期间,用心不诚,老师秘而不露。幸蒙《中国中医药报》介绍,得知擅长以直接灸法治病的名老中医谢锡亮老大夫就在山西省侯马市,于是就动身去拜访他。

得知我的来意,82 岁高龄的谢老立即前面引路,将我带到一处由其姓和的学生主诊、常用直接灸法治病的诊所。诊所既不临街、也不近路,在一条僻静的小巷里。我们到达诊所时,有好几个人在候诊,等候直接灸的有 5 人。轮到一位看上去 60 岁左右的女患者艾灸时,只见和医生左手掌中托着一小团艾绒,手指夹着一根点燃的细香,右手拇、食指从左掌取一点点艾绒轻捻几下,艾绒就成了大小如麦粒、呈上尖下平的圆锥形艾炷,放到备妥的皮肤上(皮肤上已有一个比黄豆小、比绿豆大、如指甲厚的黑痂),接着右手取香持平轻触艾炷尖顶点燃,约 3 秒即燃完、熄灭,放上新艾炷再点燃,一个穴位每次一般燃 7～9 个艾炷,一炷又叫一壮。

这个女患者姓杨,是退休教师。问她灸完后有什么感觉? 她回答说:背部穴位灸完后,整个背部都暖融融的;腿部足三里穴灸完后,在穴位上下呈一条带状在腿里热乎乎的;这些暖、热的感觉会持

209

续几个小时甚至更长时间。问及疗效时,她说:以前身体较弱,难以承受工作之重和家务之累,多次晕倒在讲台上,不得不病休多年后退休,但自坚持这个灸法10多年来,身体比以往健康,感冒、拉肚子之类的都很少,现在70多岁了,耳不聋,眼也不花,一顿还可以吃两碗饭。

说话间,一位高约1.72米的男患者,虎背熊腰的,也来艾灸,见我有点半信半疑的神色,就对我说:"我两年前比现在胖多了,但却经常感冒,冷一点、热一点、累一点就感冒,中医、西医用过多种方法都无效,后用这种灸法每天灸足三里穴,半个月后感冒就少了,一个月后病就没有了,身体也渐渐的没那么胖了;所以现在每个月都来灸上几次。这和医生呀,是年纪小(刚30出头)、本事大哩。"

闲聊中,和医生告诉我,直接灸确实如谢老常说的那样:"火有拔山之力"、"灸能起死回生"。邻县石油公司有一女职工,姓郭,山西省人民医院确诊其患肾上腺皮质瘤,在北京某医院行切除术后大量服用激素6周,停药后呕吐不止,全身浮肿,扎针时药水尚未注入,已有水液从针孔自出,针、药都无法可施,病人痛苦万状,就连坐的力气都没了,自述生不如死,祈求家人让其死去。经用直接灸法1个月,病情就大有改善,灸3个月即治愈,到山西省人民医院复查,各项检验指标无发现明显异常值。患者现已退休在家。

有趣的是,在和医生处我看到一封来自辽宁省朝阳市气象局薛先生致谢老大夫的感谢信。薛先生自幼体弱多病,1978年因急性阑尾炎误诊,穿孔24小时后才手术,术后刀口大量流脓10多天,1个多月刀口才愈合,此后的16年,身体一直虚弱。

1988年考上大学也无法坚持正常就读,被迫忍痛弃学。曾为健康求百法而无效,偶见谢老大夫著的《灸法》一书,照书中的介绍,开始了自我施灸,竟然从此远离病魔。

直接灸法如此神奇,令身染微疾几年的我,心生亲尝艾灸滋味的想法,于是和医生便在我的足三里穴上燃艾施灸,当一个艾炷即将燃尽时,着艾处有点火辣辣的感觉;艾炷熄灭时,有点灼痛感觉(约半秒钟)的瞬间伴随着有一小股热力像手电筒的光束直射入里,燃第1、2炷艾时,灼痛的感觉比较明显,第3炷开始则是热力内透的感觉比较明显,燃完9炷后局部皮肤发红,但并没有灼起水疱,可见艾灸时的温度要低于沸水溅到皮肤时的那个温度。接下来在背部施灸的感觉大体如此;连续施灸3天,局部只是出现小如黄豆的黑色薄痂皮。

在侯马市小住4天,亲眼所见、亲耳所闻、亲身尝试,深感直接灸法的确是:星星之火,能除大病;悠悠艾灸,可以健体,可以益寿。

(原载《中华养生保健》2006年2期。本文作者2013年还来电话说,一直在用灸法为人治病)

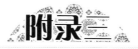

附录三
灸法图片

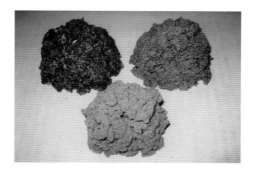

图1 艾绒(上左:粗艾绒,上右:中艾绒,下:细艾绒)

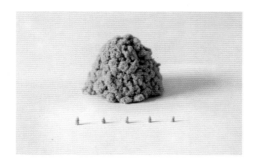

图2 小艾炷(1g细艾绒可做成300～400个小艾炷。
上为1g细艾绒,下为5个小艾炷)

213

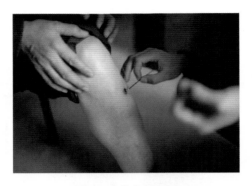

图 3　直接灸足三里

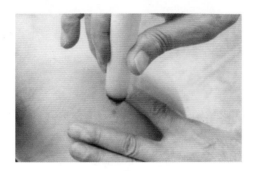

图 4　艾条温和灸

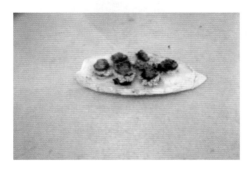

图 5　隔姜灸

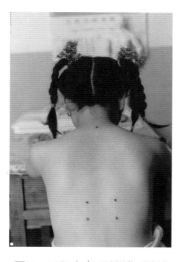

图6　乙肝患者(肝硬化、肝纤维化)灸肝俞、脾俞后之现象

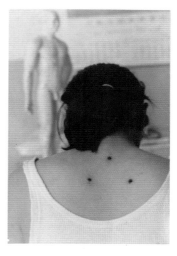

图7　大椎、肺俞灸后之现象

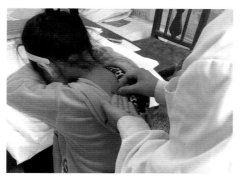

图8　为患儿灸身柱穴

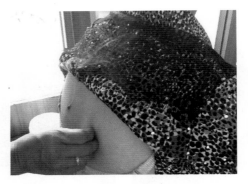

图 9 为血小板增多症患者灸膈俞

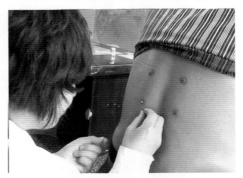

图 10 灸肝俞、脾俞

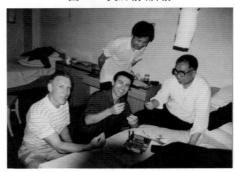

图 11 谢锡亮先生(右一)在广州中医药大学向英国医师
传授小艾炷直接灸法(2002 年)